Dr. med. Ellen Fischer

VAGUS Yoga

[Nervensystem endlich in Balance

Mit ganzheitlichen Übungszyklen für den Vagusnerv]

Inhalt

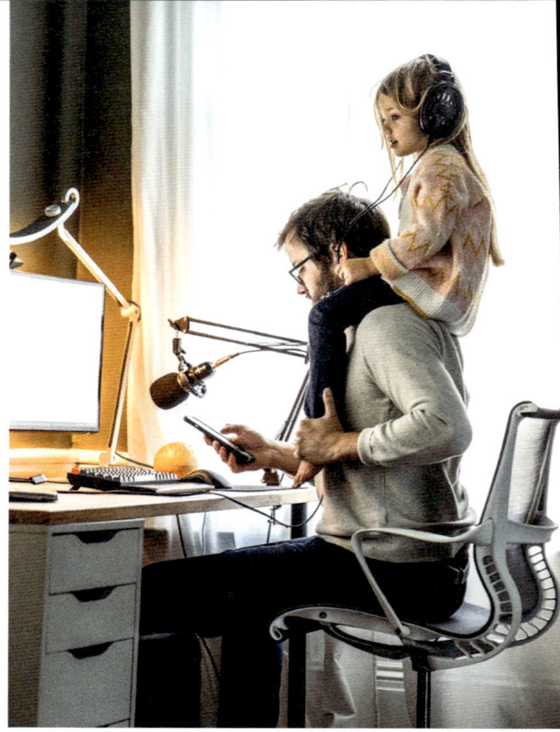

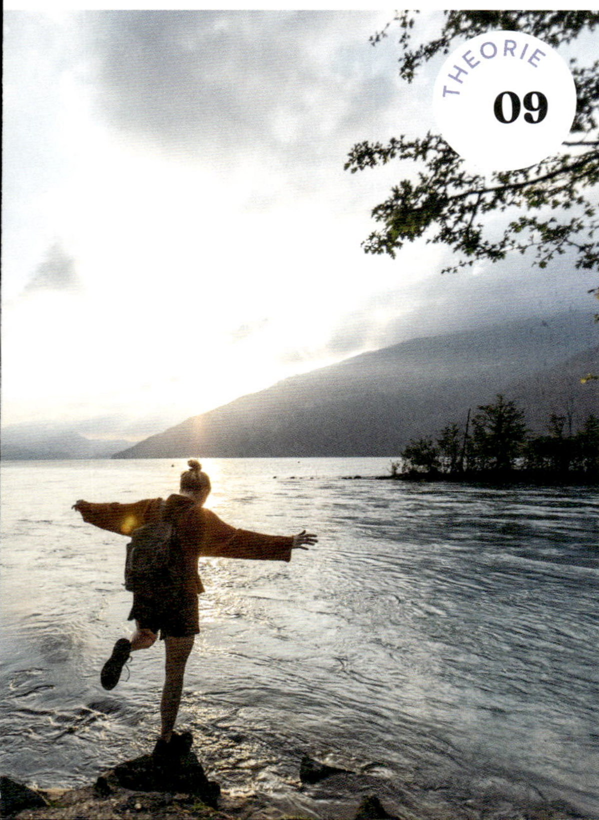

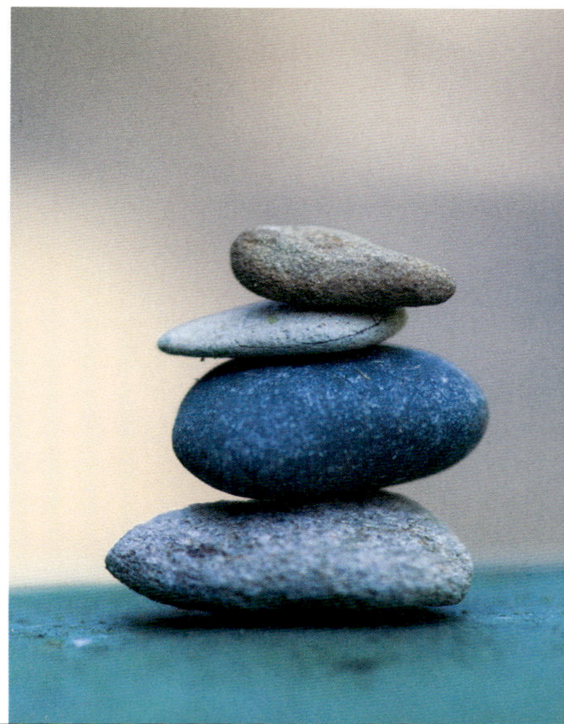

Theorie

Praxis

Service

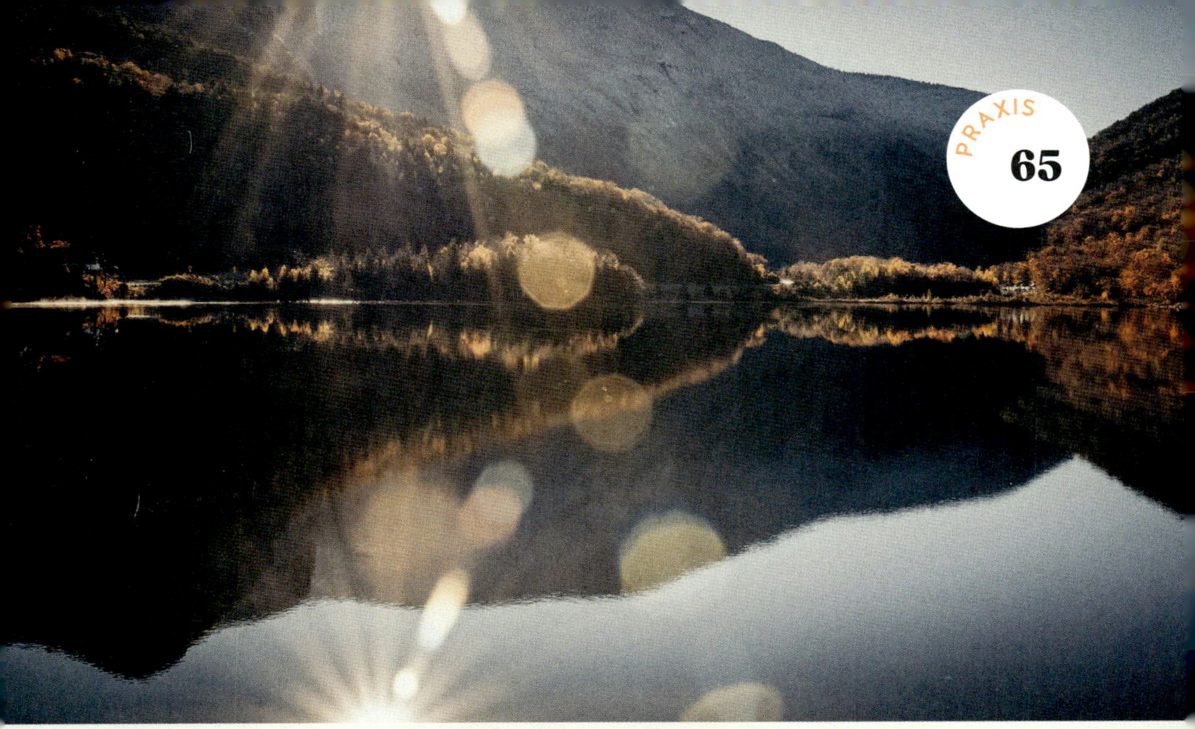
PRAXIS
65

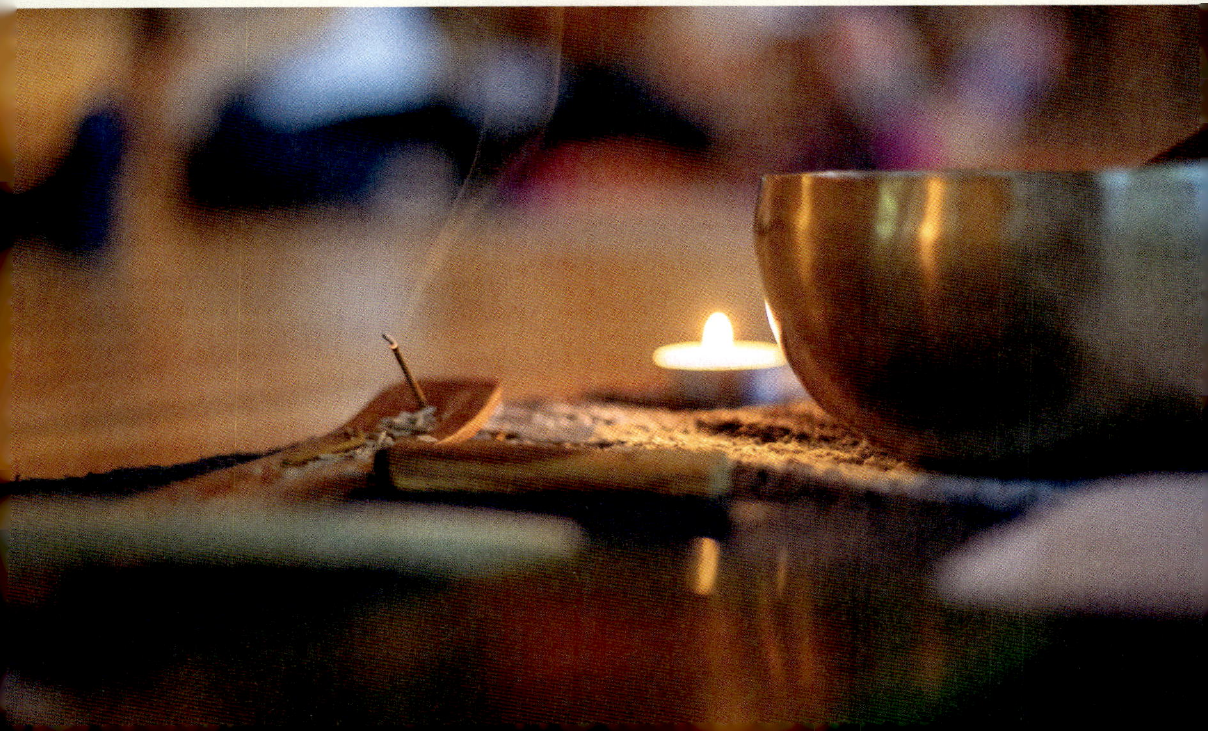

»Yoga ist der Zustand, in dem die geistigen Tätigkeiten zur Ruhe kommen. Dann ruht der Sehende in der seiner Natur entsprechenden Form.« *Yogasutra des Patanjali, Vers 2 und 3*

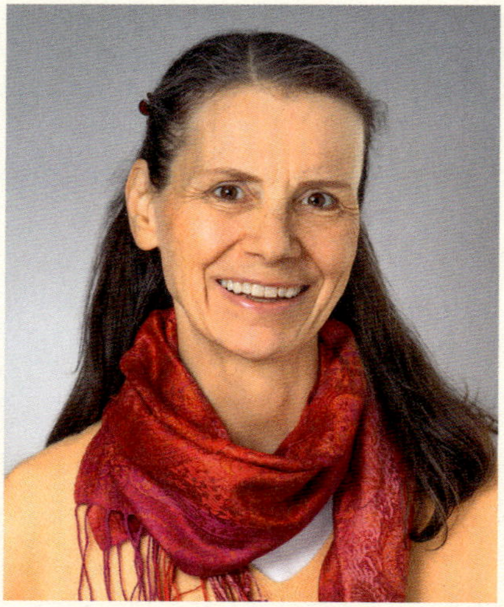

DR. MED. ELLEN FISCHER

praktiziert bereits seit ihrem 17. Lebensjahr Yoga. Seit dem Jahr 1988 ist sie Yogalehrerin, seit dem Jahr 2000 Fachärztin für Physikalische und Rehabilitative Medizin. Sie führt eine Privatpraxis für Integrative Manuelle Therapie (IMT) in München und wirkt an der Aus- und Weiterbildung von Yogalehrerinnen und Manualtherapeutinnen mit. Inzwischen hat sie mehrere erfolgreiche Bücher über sanfte Entspannungstechniken und die Selbstregulation des Vagusnervs verfasst.

Noch vor der Jahrhundertwende erklärte die Weltgesundheitsorganisation (WHO) den Stress zur größten Gesundheitsgefahr des 21. Jahrhunderts. Die Vorhersage, dass die Zahl der psychosomatischen Folgeerkrankungen stark zunehmen werde, hat sich bewahrheitet. In den letzten Jahren sind darüber hinaus Belastungen durch sehr viel unmittelbarere Gefahren für Leib und Leben wie Seuchen und Terror in unseren Alltag zurückgekehrt.

Im Grunde genommen ist der Mensch sehr anpassungsfähig und extrem widerstandsfähig gegen Stress. Er verfügt über die Fähigkeit der Selbstregulation, kann alle möglichen Widrigkeiten überstehen und sich trotzdem seine Lebensfreude und seinen Lebensmut bewahren. Schon vor Jahrhunderten haben menschliche Kulturen Übungstechniken wie Yoga entwickelt, um Körper und Geist zu stärken, die innere Mitte zu finden, aus der Ruhe neue Kraft zu schöpfen und den Vagusnerv zu aktivieren. Mehr denn je können wir heute von diesem überlieferten Wissen profitieren.

Der erste Schritt ist einfach: Nehmen Sie sich Zeit! Gleichzeitig ist dies für viele Menschen auch das Schwierigste: sich selbst wichtig zu nehmen und sich selbst diesen Raum zu geben. Doch mit Muße und wohlwollender Achtsamkeit kann jede Bewegung, jeder Atemzug zu einer heilsamen Übung werden.

Yoga ist ein erprobter Weg, um zu dieser Haltung zu gelangen!

Ellen Fischer

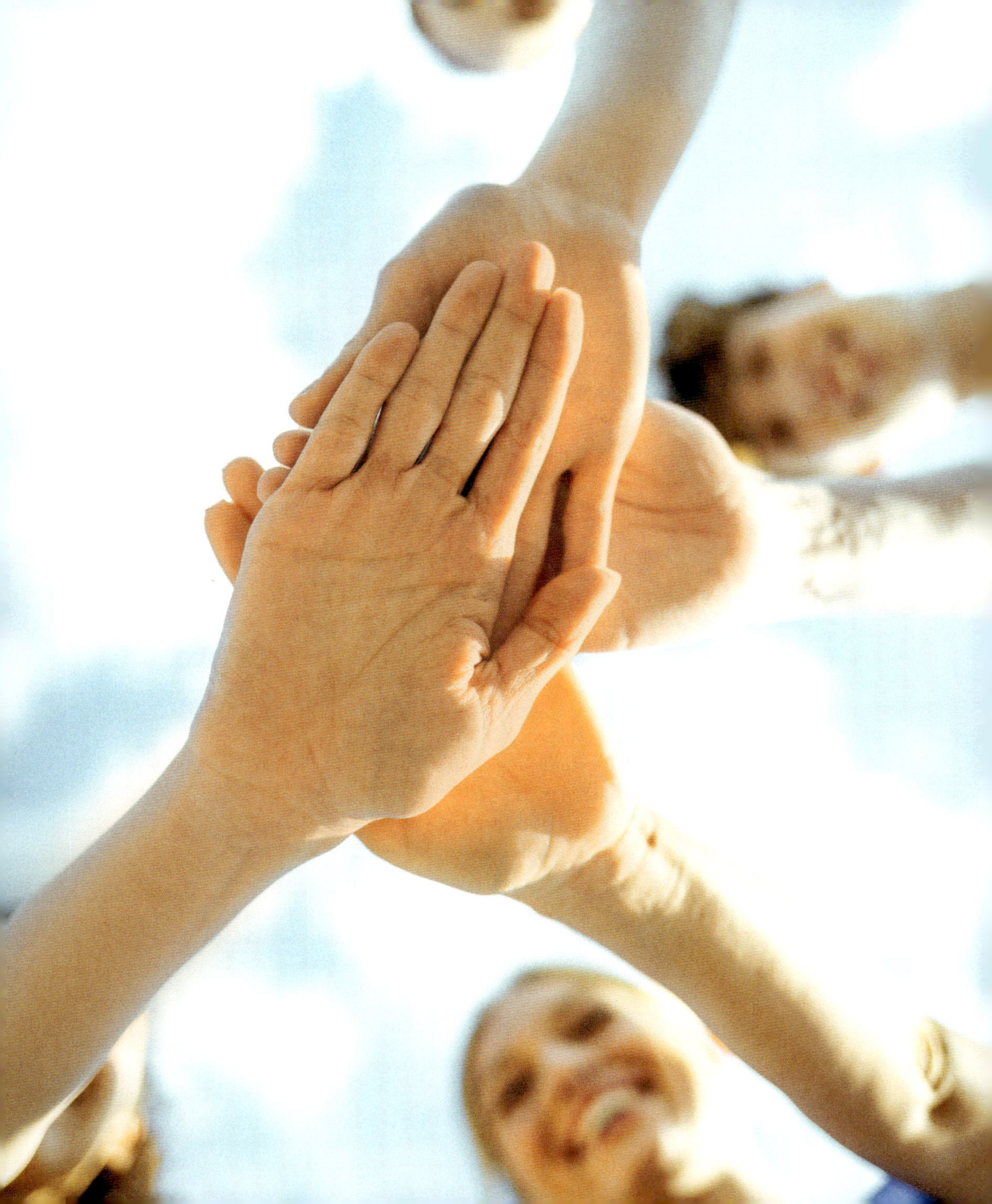

Gesundheit ist Teamwork

Wer gesund bleiben oder werden will, der muss sich seinem Körper zuwenden und eine gute Beziehung zu ihm aufbauen.

Der Körper, ein komplexes System

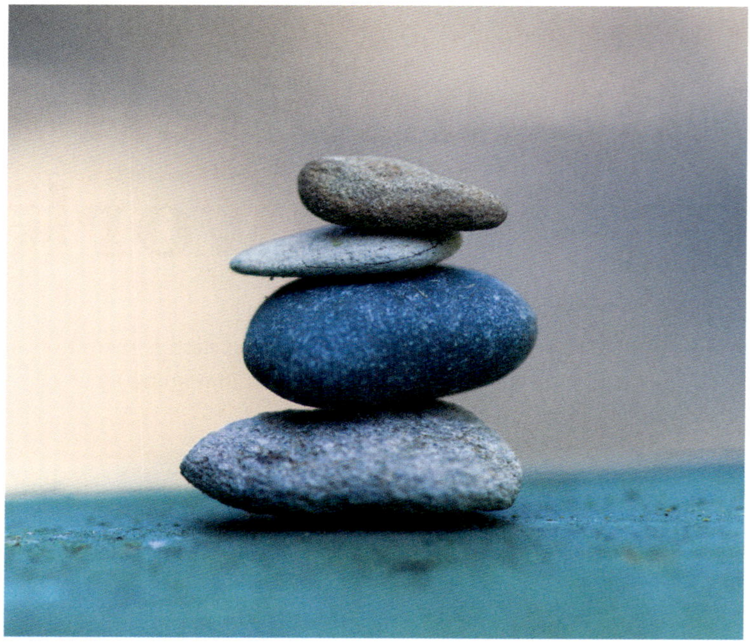

Unser Körper ist ein komplexes System. Damit wir uns auf der einen Seite richtig wohlfühlen und aktiv sein und auf der anderen Seite auch gut entspannen und gut schlafen können, müssen die verschiedenen Organsysteme des Körpers harmonieren wie ein gut aufeinander eingespieltes Orchester.

Die Organsysteme des Körpers

Einige dieser Systeme sind allen Menschen bekannt, weil ihre Aktivität im Alltag spürbar ist, allen voran der Bewegungsapparat, das Verdauungssystem, die Atmung, das Herz-Kreislauf-System und das Urogenitalsystem (also die Nieren, die ableitenden Harnwege und die Geschlechtsorgane). Aber über andere wichtige Systeme wie das Endokrinium oder Hormonsystem (also die Gesamtheit der Hormondrüsen und ihre Steuerung im Gehirn über Hypothalamus und Hypophyse), das Lymphsystem, das Immunsystem oder auch das Gerinnungssystem wissen medizinische Laien meist nur sehr wenig. Denn im besten Fall verrichten sie ihre Arbeit ganz unauffällig im Hintergrund.

OHNE DAS NERVENSYSTEM GEHT NICHTS

Das komplexeste aller Systeme des menschlichen Organismus ist das Nervensystem. Unsere Sinnesorgane sind ein wichtiger Bestandteil davon. Am besten »erfahrbar« sind für den Menschen die nach außen gerichteten Sinnesfunktionen: Es ist uns bewusst, dass wir sehen, hören, riechen und schmecken, dass wir Gegenstände ertasten und Bewegungen wahrnehmen können. Weniger bekannt ist, dass es auch nach innen gerichtete Sinnesfunktionen gibt, fachsprachlich Interozeption genannt. Doch sie sind die Voraussetzung dafür, dass die Aktivitäten der verschiedensten Systeme aufeinander abgestimmt werden können. Denn jedes System ist auf die Leistungen der anderen Systeme angewiesen. Muskeln und Organe benötigen eine kontinuierliche Durchblutung, die ständige Zufuhr von Sauerstoff und Energie sowie den Abtransport von Kohlendioxid und anderer Stoffwechselprodukte. Wenn die Steuerung durch das Nervensystem ausfällt, können sie zwar überleben, aber nicht optimal funktionieren.

EINE UNUNTERBROCHENE INNERE KOMMUNIKATION

René Leriche (1879–1955) war ein französischer Chirurg, der sich auch als Wissenschaftler, Schriftsteller und Philosoph, als Lehrer und Redner betätigte. Von ihm ist der Aphorismus überliefert, Gesundheit sei »das Leben im Schweigen der Organe«.
Dies war ein großes Missverständnis, denn unser Leben ist vielmehr davon abhängig, dass unser Gehirn, unser Bewegungsapparat und alle unsere Organe nicht schweigen, sondern ununterbrochen außerordentlich präzise miteinander kommunizieren. Welche bedeutende Rolle der Vagusnerv dabei als Teil unseres Nervensystems spielt, wird auf den folgenden Seiten erklärt.

Was ist ein System?

Bereits im ersten Satz dieses Kapitels wurde der Begriff »System« verwendet, aber nicht näher erläutert. Das Wort dürfte allgemein geläufig sein, da es in den verschiedensten Zusammenhängen zum Einsatz kommt: Es wird im gesellschaftspolitischen Bereich verwendet, wo von Schulsystem, Gesundheitssystem oder Verkehrssystem die Rede ist. In Hinblick auf die Welt der Natur spricht man zum Beispiel von Ökosystemen. Betrachtet man den technischen Bereich, hat jeder Computer ein Betriebssystem.
Abstrakt gesprochen ist ein System ein Gebilde, das aus verschiedenen Elementen zusammengesetzt ist, die nach festgelegten Regeln zusammenwirken, um gemeinsam ein bestimmtes Ziel zu erreichen.

WAS IST REGULATION?

Die beiden Wörter »Regel« und »Regulation« haben unübersehbar eine gemeinsame begriffliche Wurzel. In etymologischen Wörterbüchern wird die Bedeutung des Wortes »Regel« als »Richtschnur«, »Norm« oder »Vorschrift« definiert, die dazu dient, eine »gewohnte Ordnung« aufrechtzuerhalten. Regulation ist demnach ein Prozess, der dafür sorgen soll, dass alles »regelrecht« – also in der gewünschten, zieldienlichen Art und Weise – abläuft.

WAS IST EIN REGELKREIS?

Regelkreise gibt es sowohl in technischen als auch in biologischen Systemen. Sie sorgen dafür, dass die Regulation automatisch abläuft. Damit dies funktioniert, benötigt ein System die folgenden drei Elemente:

- *eine Steuerungsinstanz, die weiß, welches Ziel (Sollzustand) angestrebt werden soll und wie dieses Ziel erreicht werden kann*
- *eine Informationseinheit, welche die Steuerung kontinuierlich über den aktuellen Istzustand informiert*
- *eine Arbeitseinheit, die bei einer Abweichung des Istzustands vom Sollzustand tätig wird, um den Istzustand in die gewünschte Richtung zu verschieben*

BEISPIEL: HEIZUNGSANLAGE

Betrachten wir dies an einem Beispiel. Aus dem Alltag ist den meisten von uns zum Beispiel die Funktionsweise einer Heizungsanlage vertraut. In die Steuerung der Heizung wird zunächst die gewünschte Raumtemperatur einprogrammiert. Ein Messgerät registriert die tatsächliche Temperatur und gibt diese Information an die Steuerung weiter. Sinkt die gemessene Temperatur unter den einprogrammierten Wert, springt die Heizung an und erwärmt die Raumluft. Ist der Zielwert dann erreicht, wird auch das an die Steuerung zurückgemeldet und die Heizung schaltet sich ab.

Was macht komplexe Systeme besonders?

Ganz klar: Je mehr Elemente in einem System zusammenwirken, desto komplizierter wird es. Aber nicht alles, was kompliziert ist, gilt auch als »komplex« im Sinne der Systemtheorie. Komplexe Systeme besitzen ganz bestimmte Eigenschaften. Für sie gelten die folgenden Merkmale:

- *Es sind »offene Systeme«, die einerseits Energie und Materie aufnehmen, andererseits Energie und Materie abgeben und dabei trotzdem in der Lage sind, die inneren Bedingungen relativ konstant zu halten.*
- *Ihre Stabilität beruht auf Selbstorganisation und Selbstregulation. Sie streben nach innerer Balance und Harmonisierung.*
- *Sie sind lernfähig, das heißt in der Lage, Informationen zu verarbeiten und neue Eigenschaften hervorzubringen, um sich an veränderte Umgebungsbedingungen anzupassen.*
- *Die Reaktionen des Systems auf ein Ereignis sind pfadabhängig. Das bedeutet, sie werden von der Vorgeschichte und dem aktuellen Zustand bestimmt.*
- *Lokale Veränderungen können sich aufgrund von Rückkopplungseffekten global auswirken.*
- *Es gibt keine linearen Beziehungen von Ursache und Wirkung. Schon kleine Unterschiede bei den Ausgangsbedingungen können zu extrem unterschiedlichen Ergebnissen führen.*

DER MENSCHLICHE KÖRPER: KOMPLEXER ALS KOMPLEX

Jede einzelne menschliche Zelle ist ein komplexes System. Über Transportkanäle in ihrer Membran kann sie Stoffe aufnehmen und abgeben. Sie besitzt ein Zytoskelett (»Zellskelett«), das ihre Form stabilisiert, sich bei Bedarf aber auch verformen kann. Eine Zelle verfügt über viele Organellen – spezialisierte Strukturen, die verschiedene Stoffwechselfunktionen übernehmen. Ein Beispiel sind die Mitochondrien, die der Energiegewinnung dienen und deshalb oft als »Kraftwerke der Zelle« bezeichnet werden.

AM ANFANG WAR DER EINZELLER

Mit einzelligen Lebewesen nahm die Evolution vor etwa 3,5 Milliarden Jahren ihren Anfang. Erst sehr viel später entwickelten sich mehrzellige Lebewesen und im weiteren Verlauf nahm die Komplexität sowohl der verschiedenen Lebewesen als auch der Biosphäre stetig zu.

PERFEKT AUFEINANDER EINGESPIELT

Aufgrund ihrer enormen Komplexität ist es gar nicht so einfach, einen kurzen Überblick über das Zusammenwirken der menschlichen Organsysteme zu geben. Denn das Wissen zu jedem einzelnen füllt dicke Lehrbücher. Wo also fängt man an?
Aus evolutionärer Perspektive ist es das Ziel eines Lebewesens, sein Leben und damit seine Gene an eine neue Generation weiterzugeben. Für alle höher entwickelten Tiere gilt: Sie müssen sich über längere Zeit in der Kunst des Überlebens bewähren, also erwachsen werden, um sich fortpflanzen zu können. Dafür benötigen sie die folgenden Grundkompetenzen: Sie müssen in der Lage sein, genügend Nahrung zu finden, sich vor Gefahren zu schützen, einen Geschlechtspartner für sich zu gewinnen und den eigenen Nachwuchs erfolgreich großzuziehen, sodass eine neue Runde des Lebenszyklus beginnen kann.

Bewegungsapparat und Gefäßsystem: Leben in Bewegung

Eine Voraussetzung für das Leben ist unser Bewegungsapparat. Er funktioniert nur, wenn er für die Energiegewinnung mit Sauerstoff (der von den Atmungsorganen bereitgestellt wird) und Nährstoffen (die von den Verdauungsorganen aus der Nahrung gewonnen werden) versorgt wird. Beides wird vom arteriellen Gefäßsystem zu den Muskeln transportiert. Die entstehenden Stoffwechselprodukte werden zunächst über das venöse und das lymphatische System beseitigt. Das Herz fungiert dabei als die Pumpe, die unseren Kreislauf am Laufen hält.
Da Verletzungen in einer Zeit, als Menschen als Jäger und Sammler lebten, an der Tagesordnung waren, brauchten wir noch ein Gerinnungssystem, damit die entstandenen Wunden auch wieder aufhörten zu bluten.

Entgiftungsorgane: Die Müllabfuhr

Um nicht mehr benötigte oder gar schädliche chemische Stoffe aus dem Körper zu entfernen, besitzen wir zwei große Entgiftungsorgane: Die Niere, die für wasserlösliche Substanzen zuständig ist, und die Leber, die andere Substanzen durch spezielle chemische Prozesse wasserlöslich machen und mit der Galle ausscheiden kann. Die Niere reguliert zudem den Wasserhaushalt, die Konzentration von Mineralstoffen im Blut sowie den Säure-Basen-Haushalt.

Immunsystem: Wachsam bei Gefahren von innen und außen

Die Bakterien waren lange vor uns Menschen auf der Welt. Ohne das Mikrobiom im Darm und auf der Haut könnten wir nicht existieren. Aber nicht mit allen Bakterien können wir in Symbiose, also zum gegenseitigen Nutzen, zusammenleben – von Viren und Parasiten ganz zu schweigen. Um diese mikroskopisch kleinen Gefahren abwehren zu können, haben wir ein Immunsystem.

Das Immunsystem kann auch vor Gefahren schützen, die sich in unserem Inneren entwickeln: Im Rahmen von Regenerations- und Reparaturprozessen entstehen ununterbrochen überall im Körper neue Zellen. Dabei kann auch mal etwas schiefgehen. Statistisch gesehen kommt beim Kopieren des Erbguts in den Zellkernen eine Mutation auf 2 Milliarden Basenpaare. Das menschliche Genom hat 6 Milliarden Basenpaare, es kommt also rein rechnerisch bei jeder Zellteilung zu drei Kopierfehlern. Die meisten davon sind harmlos, aber vereinzelt fangen Zellen an, sich ohne Rücksicht auf Nachbarzellen in hohem Tempo zu vermehren. Das heißt, sie werden zu »Krebszellen«. Auch diese entarteten Zellen können vom Immunsystem erkannt und eliminiert werden.

Fortpflanzungssystem: Die nächste Generation

Die Fortpflanzungsorgane nehmen eine Sonderstellung unter den Organsystemen ein, denn sie unterscheiden und ergänzen sich bei genetisch männlichen und genetisch weiblichen Individuen. Aber selbst diese Zuordnung ist nicht immer eindeutig, denn längst nicht jeder Mensch ist biologisch klar das eine oder das andere.

Nerven- und Hormonsystem: Steuerung und Kommunikation

Zu guter Letzt müssen die Aktivitäten aller Systeme gesteuert und aufeinander abgestimmt werden. Diese organisatorische Aufgabe erfüllt das Nervensystem. Es ist sozusagen das Supersystem unter den komplexen Systemen. Es muss über alles auf dem Laufenden sein, was im Körper und um den Körper herum passiert, und auf (fast) alle Prozesse Einfluss nehmen können.

Zusätzlich zu den Nervenbahnen des peripheren Nervensystems, die Informationen aus dem Körper zum zentralen Nervensystem und in die Gegenrichtung transportieren, gibt es noch ein zweites Signalsystem: die Hormone. Sie werden teils vom Nervensystem selbst produziert, etwa in der Hirnanhangsdrüse, teils von spezialisierten Drüsen wie der Schilddrüse, der Nebenschilddrüse, der Bauchspeicheldrüse oder den Nebennieren. Weitere geschlechtsspezifische Hormone werden in den Fortpflanzungsorganen zusammengebaut. Und dann gibt es noch die sogenannten Gewebshormone wie Histamin und die Prostaglandine, die ganz in der Nähe ihres Wirkungsorts produziert werden, um lokale Prozesse zu steuern.

Das vegetative Nervensystem

Das vegetative Nervensystem ist ein Bereich des Nervensystems und gliedert sich in den Sympathikus und den Parasympathikus. Es hat die Aufgabe, den Funktionszustand der Organe ans zentrale Nervensystem zu melden, ihre Arbeit zu steuern und zu koordinieren.

DER SYMPATHIKUS

Das sympathische Nervensystem aktiviert und mobilisiert unseren Organismus. Wenn wir körperlich arbeiten, Sport treiben, eine riskante Situation erleben oder Abenteuer und Gefahr lediglich intensiv miterleben, etwa wenn wir einen Krimi lesen oder einen Actionfilm anschauen, ist es moderat aktiv. Bei Gefühlen wie Wut und Angst springt es ebenfalls an. Auch in diesem Fall gilt: Bereits Nachrichten, die uns verärgern oder beunruhigen, wirken aktivierend. Zur maximalen Aktivität kommt es, wenn unser Nervensystem eine Bedrohung für Leib und Leben wahrnimmt, um alle Kräfte für eine erfolgreiche Kampf- oder Fluchtreaktion zu mobilisieren.

Aus anatomischer Perspektive ist das sympathische Nervensystem dezentral und eine Einbahnstraße. Das heißt, die peripheren sympathischen Nervenfasern transportieren Befehle ausschließlich in eine Richtung: von der Steuerungszentrale in den Seitenhörnern des Rückenmarks im Bereich der Brustwirbelsäule zu den Organen.

DER PARASYMPATHIKUS

Im Gegensatz dazu dienen 80 Prozent der Fasern des parasympathischen Nervensystems dazu, das zentrale Nervensystem über den Funktionszustand der Organe zu informieren. Die Informationen werden in der Inselregion der rechten Hirnrinde gesammelt und ausgewertet. Nur 20 Prozent der Fasern transportieren Signale vom zentralen Nervensystem zu den Organen.

Die wichtigste Leitungsbahn des parasympathischen Nervensystems ist der Vagusnerv. Hier handelt es sich um den zehnten Hirnnerv, der durch eine Öffnung an der Schädelbasis aus dem Schädel austritt, um zunächst zusammen mit den Blutgefäßen und dann entlang der Speiseröhre weiter nach unten zu wandern. Dabei gibt er auf jeder Höhe Fasern an die benachbarten Organe ab. Unterhalb des Zwerchfells versorgt der Vagusnerv alle Bauchorgane bis hin zum Dickdarm – aber nur bis zum Ende seines quer verlaufenden Abschnitts. Der letzte Teil des Dickdarms und die Beckenorgane (Geschlechtsorgane und

Harnblase) werden von parasympathischen Fasern aus dem Kreuzbein versorgt.
Innerhalb des parasympathischen Systems gibt es zwei unterschiedliche Funktionskreise. Diese werden je nach Autor als neu und alt oder, Bezug nehmend auf die jeweils zuständigen Kerngebiete im Hirnstamm, als ventral und dorsal bezeichnet.
In sicherer Umgebung versetzt das neue parasympathische System den Organismus in den passenden Zustand für *social engagement*, also die positiv gestimmte Interaktion mit anderen. Das alte System ermöglicht introvertierte ruhige, aber wache Zustände wie Tiefenentspannung und Meditation.
In lebensbedrohlichen Situationen dagegen löst das alte System sogenannte Shutdown- oder Freeze-Zustände aus, in denen Lebewesen starr und leblos wirken. Im Tierreich kann dies die letzte Chance auf ein Überleben sein, weil der Jäger seine Beute bereits für tot hält und deshalb darauf verzichtet, sie zu töten. Wird der Jäger abgelenkt oder lässt er die Beute in einem Versteck zurück, um seinen Nachwuchs zu holen, kann sich die Chance zur Flucht ergeben.

Diese Darstellung zeigt die Anteile des vegetativen Nervensystems mit den versorgten Organen.

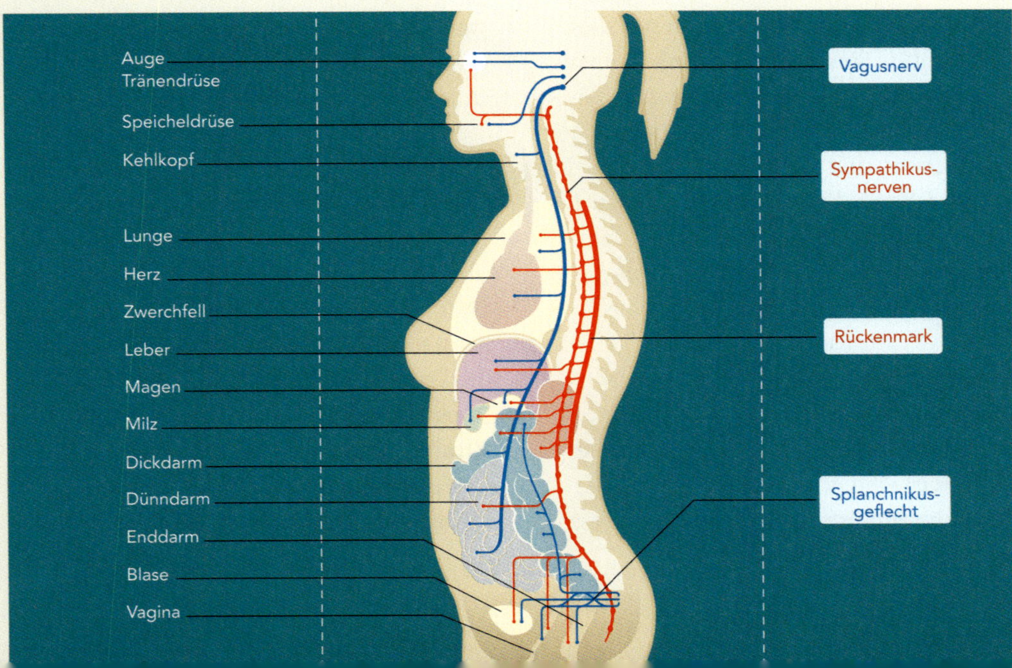

Kennen Sie Ihren Regulationszustand?

Wenn Sie mit Ihrer Gesundheit unzufrieden sind und einerseits nicht »richtig krank« sind, sich andererseits aber auch nicht »richtig wohl« fühlen, beginnt jede Veränderung mit dem Wissen um den Regulationszustand Ihres vegetativen Nervensystems.

DIE WIRKUNGEN DES SYMPATHIKUS

Wenn das sympathische Nervensystem aktiv ist, dürften Sie den Drang verspüren, sich körperlich zu bewegen. Können Sie ihm nicht nachgeben, weil Sie zum Beispiel dazu verpflichtet sind, vor einem Computer oder in einem Meeting zu sitzen, kann sich dieses unterdrückte Bewegungsbedürfnis in unangenehme Verspannungen verwandeln. Besonders anfällig für diese Art von muskulärer Anspannung sind die Kiefermuskeln, die Schultergürtelheber, die Bauchdecke, der Beckenboden und – bei langem, ununterbrochenem Sitzen – die Hüftbeuger sowie die Muskelkette an der Rückseite der Beine.

Atmungsorgane: Die Atmung verflacht

Da sich bei körperlicher Aktivität der Sauerstoffbedarf erhöht, werden die Atemwege durch die Impulse des Sympathikus weit gestellt. Im Falle der oben geschilderten unterdrückten Aktivierung kann es paradoxerweise zu einer flachen, schnellen und damit ineffektiven Atmung kommen. Bei starker mentaler Beanspruchung können sogar unbewusste Atempausen entstehen. Diese werden von Atemtherapeuten auch als E-Mail-Apnoe bezeichnet.

Gefäßsystem: Der Blutdruck geht hoch

Um den Sauerstoff zu den Muskeln zu transportieren, die ihn benötigen, erhöht das Herz unter dem Einfluss des Sympathikus sowohl seine Schlagfrequenz als auch seine Kontraktionskraft. Bei körperlicher Aktivität werden die Blutgefäße in den Muskeln weit gestellt, was der blutdrucksteigernden Wirkung des Sympathikus entgegenwirkt. Darum dient Ausdauersport sowohl zur Vorbeugung als auch als Basistherapie einer essenziellen Hypertonie. Bei starker mentaler Anspannung oder chronischem Zeitdruck im Büro fehlt eine solche Gegenregulation durch die Mehrdurchblutung der Muskeln und der Haut zur Wärmeabfuhr. Der erhöhte Blutdruck kann zum Risikofaktor für die Gefäße werden.

Verdauungssystem: Die Verdauung wird gehemmt

Auf die Verdauung wirkt der Sympathikus hemmend. Die Schließmuskeln des Magen-

Darm-Trakts spannen sich an, Hungergefühle und gesunder Appetit bleiben aus. Stattdessen kann es zu Heißhunger, also einer starken Gier auf Süßigkeiten oder salzig-fette Snacks wie Chips, kommen.

Entgiftungsorgane: Die Blasenwand erschlafft

Hinsichtlich der Blase erhöht der Sympathikus einerseits die Spannung des Schließmuskels und lässt andererseits den Blasenwandmuskel erschlaffen, der für die Entleerung sorgt. Dadurch kann es passieren, dass sich die Blase nicht vollständig entleert, was ein Infektionsrisiko darstellt.

Immunsystem: Die Entzündungsneigung wächst

Unter dem aktivierenden Einfluss des Sympathikus kommt es im Bereich des Immunsystems zu einer vermehrten Ausschüttung von entzündungsfördernden Botenstoffen, sogenannten Zytokinen. Diese Vorbereitung ist sinnvoll, falls man kämpfen oder fliehen muss, was ein hohes Verletzungsrisiko in sich birgt. Schließlich müssen in einem solchen Fall die eindringenden Bakterien effektiv bekämpft werden. Dreht der Sympathikus allerdings im modernen Berufsalltag hoch, läuft die Aktivierung ins Leere und kann zur Entstehung von Allergien oder Autoimmunerkrankungen beitragen.

Stoffwechsel: Blutzucker und -fette steigen

Auf Stoffwechselebene bewirkt eine hohe Sympathikusaktivität die Bereitstellung von »Brennstoff«: Blutzucker- und Blutfettwerte steigen. Das ist wichtig, wenn wir körperliche Hochleistungen erbringen wollen. Da Muskelzellen nur geringe Mengen energiereicher Substrate speichern können, ermüden sie schnell, wenn nicht ständig Nachschub bereitgestellt wird. Auch hier gilt: Wird die Energie nicht abgerufen, weil der Körper nichts zu tun hat, wird die Aktivierung des Sympathikus zum Problem für die Gefäße.

Immer in Bewegung bleiben

Nützen Sie jede Chance, die sich in Ihrem (Arbeits-)Alltag bietet, um körperlich aktiv zu werden: Legen Sie am besten schon den Weg zur Arbeit und erst recht den Heimweg mit dem Rad oder zügig zu Fuß zurück. Nutzen Sie nach Möglichkeit die Treppe statt des Aufzugs, laufen Sie beim Telefonieren im Büro herum und legen Sie regelmäßig aktive Pausen ein. Ausdauerbelastung mit gleichförmigen Bewegungen hilft, geistig abzuschalten, und nach einer solchen »Denkpause« findet man oft Lösungen für knifflige Probleme, die einem am Schreibtisch nicht eingefallen wären.

DIE WIRKUNGEN DES NEUEN PARASYMPATHIKUS

In Hinblick auf den Körper ist die Wirkung des Parasympathikus der des Sympathikus in vielen Punkten direkt entgegengesetzt.

Ruhe und Verdauung

Der Bewegungsapparat ist eher träge, Atemfrequenz und Herzfrequenz sinken, der Blutdruck auch. Die Verdauung wird gefördert, indem die peristaltische Muskulatur aktiviert wird, die den Magen-Darm-Inhalt vorwärtstransportiert, genau wie die Produktion von Verdauungssekreten, angefangen mit den Speicheldrüsen im Mund über Magenschleimhaut und Galle bis zur Bauchspeicheldrüse. Auch Augen und Nasenschleimhäute sind gut befeuchtet.

Auf Sozialkontakt programmiert

Ihr Organismus ist nun in Bestform für *social engagement*, also intensive emotionale Sozialkontakte. Dies sind ideale Ausgangsbedingungen für einen Abend mit Menschen, die Ihnen nahestehen: Ihre Mimik ist lebhaft und der Ausdruck authentisch, Ihre Stimme ist melodisch und angenehm anzuhören. Sie können sich gut aufeinander einstimmen, Blickkontakt aufnehmen, miteinander lachen oder gegebenenfalls auch miteinander weinen. Sie sind fähig, Verbundenheit und Wärme zu fühlen.

Konstruktiver streiten

Bevor Sie das nächste Mal mit Ihrem Partner oder Ihrer Partnerin in Streit geraten, einigen Sie sich auf folgendes Experiment: Wer zuerst merkt, dass sich die Auseinandersetzung im Kreis dreht, sagt: »Stopp!« Messen Sie dann beide Ihren Puls. Wenn die Herzfrequenz über 90 Schlägen pro Minute liegt, laufen Sie einmal um den Block (gern gemeinsam, aber schweigend) und machen Sie anschließend noch eine Atemübung aus dem Praxisteil ***(Seite 92–93)*****, bis Ihre Herzfrequenz unter 75 Schläge pro Minute gesunken ist. Dank dieser Maßnahme steigt die Chance beträchtlich, dass das Gespräch zu einem konstruktiven Ende findet, wenn Sie es anschließend wieder aufnehmen.**

DIE WIRKUNGEN DES ALTEN PARASYMPATHIKUS

So ausgeprägte totenähnliche Shutdown-Zustände, wie sie bei Beutetieren in freier Wildbahn zu beobachten sind, treten beim Menschen nur in Extremsituationen auf, also im Falle einer Traumatisierung.
Allerdings gibt es subtilere Anzeichen für eine hohe Aktivität dieses Systems bei Personen, die über lange Zeit in einer bedrohlichen Situation waren, in der sie sich als wehrlos und ohnmächtig erlebt haben. Man

findet sie zum Beispiel bei Kindern, die von ihren Eltern oder anderen Erziehungspersonen regelmäßig vernachlässigt, beschämt, entwertet oder auf andere Weise drangsaliert wurden. Nicht selten geraten diese Menschen später im Arbeitsleben in ein berufliches Umfeld, in dem sich vergleichbare Beziehungsmuster wiederholen.

Ein bizarres Mosaik verschiedener Symptome

Eine häufige Eigenschaft dieser Menschen ist, dass sie Gefühle schlecht spüren. Sie erleben ein bizarres Mosaik aus Symptomen. Diese sind zum Teil durch eine hohe Sympathikusaktivität verursacht wie Herzrasen, Hyperventilation, Zittern oder Schweißausbrüche. Zum Teil sind sie die Folge einer hohen Aktivität des dorsalen/alten Vagus wie Schwindel, Ohnmachten, unwillkürliche oder schwer kontrollierbare Entleerung von Blase und Darm. Geschulte Therapeuten erkennen Betroffene auch an einer monotonen Stimme und einem gleichbleibenden Gesichtsausdruck, der im Gespräch oft nicht zum Erzählten passt. Oft lächeln sie selbst dann noch, wenn sie von schlimmsten Misshandlungen berichten. Auch auf der Ebene des Bewegungsapparats fällt ein reduziertes psychomotorisches Ausdrucksvermögen auf. Menschen in diesem Zustand wirken oft steif und unbeholfen.

Emotionale Regulation kann man lernen

Erkennen Sie sich in dieser Schilderung wieder und wollen Sie etwas daran ändern? Dann fangen Sie ganz von vorn an. Kinder lernen emotionales Ausdrucksvermögen im besten Fall von vegetativ gut regulierten Eltern durch wechselseitige Nachahmung. Eine emotional gesunde Bezugsperson praktiziert das sogenannte *attunement* (»Abstimmung«), ohne sich dessen bewusst zu sein. Das heißt, wenn ein Kleinkind anfängt, Laute von sich zu geben, imitiert sie diese Lautfolge und animiert das Kind damit zu einem nonverbalen Dialog. In der Fachsprache der Neurophysiologie spricht man hier auch von Spiegelung. Unser Nervensystem verfügt über spezialisierte Zellen, sogenannte Spiegelneuronen, die uns dazu befähigen. Auch für Erwachsene ist die Imitation eine sehr gute Form des Lernens: Suchen Sie sich im Internet Videos von ausdrucksstarken Sängern oder Schauspielern. Singen Sie mit, sprechen Sie mit, ahmen Sie Mimik und Körpersprache nach. Dies kann sehr hilfreich sein, um negative Gefühle wie Ärger und Wut loszuwerden und sie nicht in die Beziehungen zu Menschen hineinzutragen, die nicht dafür verantwortlich sind.

Ist das vegetative Nervensystem autonom?

Das vegetative Nervensystem wird in vielen medizinischen Texten auch als autonomes Nervensystem bezeichnet. In etymologischen Wörterbüchern finden sich vielfältige Bedeutungen für diesen vom griechischen Wort *autónomos* abgeleiteten Begriff. Die Ursprungsbedeutung ist »unabhängig, selbstständig«, vor allem im politischen Sinn. »Autonom sein« wird aber auch häufig in sozialen Zusammenhängen verwendet in der Bedeutung »keinen anderen brauchen«, »nicht auf andere angewiesen sein«.

Und es stimmt: Unsere Organe funktionieren tatsächlich auch ohne dass wir uns bewusst darum kümmern. Insofern ist das vegetative Nervensystem selbstständig. Außerdem arbeitet es unaufhörlich und ohne Pause – wenn wir schlafen, selbst wenn wir in einer tiefen Narkose ohne Bewusstsein sind oder gar im Koma liegen. Aber natürlich ist es nicht völlig unabhängig. Wie jedes andere System des Körpers benötigt es eine kontinuierliche Sauerstoff- und Energiezufuhr und eine Menge weiterer Serviceleistungen vieler anderer Systeme.

Obwohl das vegetative Nervensystem (auch Vegetativum genannt) nicht immer darauf angewiesen ist, dass das Bewusstsein entscheidet, kann das Bewusstsein mit der entsprechenden Übung auf sehr viel mehr Vorgänge Einfluss nehmen, als sich das die Physiologen vor 50 oder 100 Jahren vorstellen konnten. Man muss nur wissen, wie man es anstellt! Gute Regulation kann allerdings nicht gelingen, wenn das Bewusstsein alle Informationen des Vegetativums ignoriert; wenn wir Hunger, Durst, Bewegungsdrang oder Müdigkeit permanent übergehen, weil das Großhirn gerade vermeintlich Wichtigeres zu tun hat, als sich um die Bedürfnisse des Körpers zu kümmern. Mehr dazu im nächsten Kapitel (ab *Seite 24*).

WILLKÜRLICHE UND UNWILLKÜRLICHE VORGÄNGE

Dass unser Körper Dinge tut, die wir nicht bewusst und willentlich planen und steuern, ist keineswegs auf den Einflussbereich des vegetativen Nervensystems beschränkt. Auch unser Bewegungsapparat arbeitet zu einem großen Teil, ohne dass wir uns bewusst darauf konzentrieren.

Es gibt eine große Vielzahl von Reflexen, Erbkoordinationen (also ererbten und untereinander koordinierten Instinktbewegungen) sowie eingeübten Programmen (gelernten Bewegungen). Diese sorgen zum Beispiel dafür, dass wir sogar komplexe Routinetätigkeiten wie Kochen und Bügeln ausführen und dabei gleichzeitig noch telefonieren oder Radio hören können.

BOTTOM UP – TOP DOWN

Bottom ist das englische Wort für »Boden, Basis, das untere Ende« von etwas. Von einem Bottom-up-Prozess spricht man, wenn ein unwillkürlicher Impuls so stark ist, dass es nicht möglich ist, ihn willentlich zu unterdrücken. Ein Beispiel dafür sind Erbrechen und Durchfall im Rahmen einer Magen-Darm-Infektion.

Von einem Top-down-Prozess spricht man, wenn ein Mensch die bewusste Entscheidung trifft, einem körperlichen Bedürfnis nicht nachzugeben. Mit einem solchen Verhalten kann man sich einen Gefallen tun (etwa wenn man der verführerischen Wirkung widersteht, die leider von vielen Süßigkeiten oder alkoholischen Getränken ausgeht) oder sich schaden (beispielsweise im Falle einer Essstörung, wenn eine Person berechtigte Hungergefühle übergeht).

FLOW – WENN ALLES PERFEKT INEINANDERGREIFT

Am allerbesten fühlen wir uns, wenn die Bedürfnisse von Körper und Geist im Einklang sind. Stellen Sie sich vor, Sie haben einen freien Tag vor sich. Sie haben Lust auf Bewegung an der frischen Luft und das Wetter ist prächtig. Sie ziehen ihre Turnschuhe an und laufen einfach los. Ihr Körper ist trainiert und leistungsbereit und alle körperlichen Systeme tragen mühelos ihren Teil dazu bei. Sie genießen das dynamische Federn der Muskeln und den kräftigen Herzschlag. Sie freuen sich am blauen Himmel und an dem, was Sie entlang des Weges rechts und links von sich sehen. Sie denken weder an gestern noch an morgen. Sie sind ganz im Fluss des Lebens, hier und jetzt.

Derartige Flowzustände sind keineswegs nur auf den Sport beschränkt: Andere Menschen erleben Flow beim Musizieren, beim Malen, bei der Gartenarbeit oder bei anderen handwerklichen Tätigkeiten und Hobbys. Auch sexuelle Aktivität ist besonders erfüllend, wenn die Partner dabei in einen solchen Flowzustand gelangen.

ATEM – BEGEGNUNGSORT VON KÖRPER UND GEIST

Den größten Teil des Tages atmen wir, ohne bewusst darauf zu achten, also unwillkürlich. Andererseits können wir den Atem auch bewusst lenken. Daher sind Atemübungen ideal, um die Verbindung zwischen Körper und Geist zu pflegen.

Homöostase: flexibel und stabil

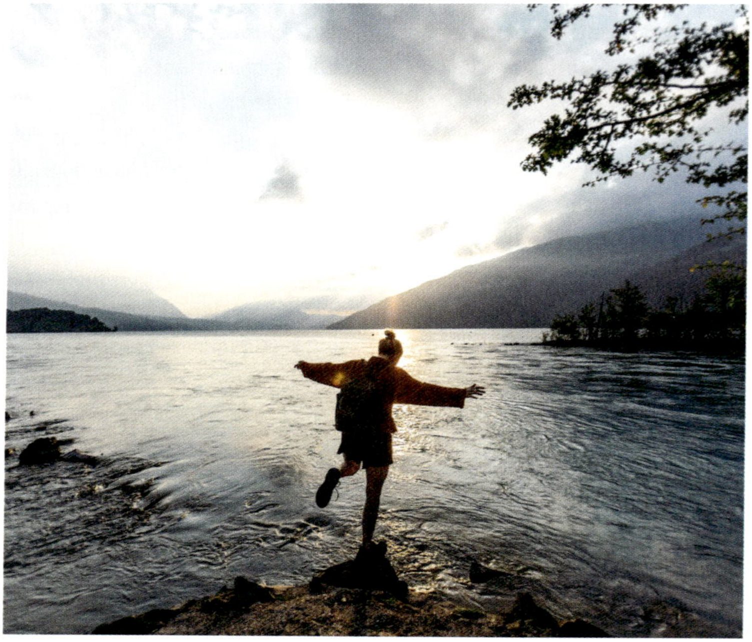

Das Wort Homöostase ist von den beiden griechischen Begriffen *homoios* (»ähnlich«) und *stasis* (»stillstehend«) abgeleitet. Der Begriff wurde von dem US-amerikanischen Physiologen und Psychologen Walter Bradford Cannon (1871–1945) in die allgemeine medizinische Terminologie eingeführt.

Cannon verwendete das Wort Homöostase, um das Phänomen zu beschreiben, dass bestimmte Faktoren des inneren Milieus des menschlichen Körpers nicht immer vollkommen konstant, also nicht statisch sind. Vielmehr sind die über einen längeren Zeitraum gemessenen Werte nur ähnlich in dem Sinne, dass sie innerhalb des sogenannten homöostatischen Korridors *(Seite 36)* nah beieinanderliegen. Wie Sie bereits wissen, ist dieser dynamische Gleichgewichtszustand, der Schwankungen innerhalb eines bestimmten Bereichs ermöglicht, das Ergebnis eines Regulationsprozesses im offenen, komplexen System des menschlichen Körpers *(Seite 10–13)*.

Zu den Parametern, die auf diese Weise gesteuert werden, gehören zum Beispiel die Körpertemperatur, der Blutdruck, die Herzfrequenz, die Blutgase, der Säure-Basen-Haushalt des Blutes, der Blutzuckerwert, die Konzentration der sogenannten Elektrolyte (wie Natrium, Kalium, Kalzium, Magnesium) und vieles mehr.

Wie ein homöostatisches Gleichgewicht funktioniert, soll nun am Beispiel der Regulation des Blutzuckerwerts im Detail erklärt werden. Dabei werden Sie auch sehen, welche Probleme es mit sich bringen kann, wenn ein biologisches Regelwerk, das noch aus der Steinzeit stammt, auf die moderne Lebenswelt des 21. Jahrhunderts trifft.

Die Blutzuckerregulation

Wenn Sie schon öfter zur Blutabnahme beim Arzt waren und einen Ausdruck Ihrer Laborergebnisse erhalten haben, dürfte Ihnen der Begriff der »Normwerte« bereits begegnet sein. Die Normwerte repräsentieren die Schwankungsbreite eines Parameters, die bei gesunden Menschen zu erwarten ist.

Bei unserem Beispiel des Blutzuckerwerts reicht der Normbereich im nüchternen Zustand (das heißt nach 8 bis 10 Stunden ohne Nahrung) von 70 bis 100 Milligramm pro Deziliter (mg/dl). Ungefähr 2 Stunden nach einer Mahlzeit dürfen die Werte höher sein und bis zu 140 mg/dl betragen. Bei Werten von 141 bis 199 mg/dl nach dem Essen liegt eine gestörte Glukosetoleranz vor, bei Werten über 200 mg/dl ein Diabetes mellitus.

WAS LÄSST DEN BLUTZUCKERSPIEGEL STEIGEN?

Wenn wir Kohlenhydrate mit der Nahrung zu uns nehmen, steigt der Blutzuckerspiegel auf natürliche Weise an. Wenn es sich bei den Kohlenhydraten um zuckerhaltige Getränke handelt, geschieht dies besonders schnell, da der Zucker dann ohne weitere Verdauungsarbeit direkt über die Darmschleimhaut aufgenommen werden kann. Viele Menschen sind sich leider nicht bewusst, wie viel Zucker sie mit einem typi-

schen Erfrischungsgetränk zu sich nehmen. In Deutschland stecken in einer handelsüblichen Halbliterflasche ungefähr 45 Gramm davon. Zur Orientierung: Für erwachsene Personen mit einem Energiebedarf von ungefähr 2 000 Kilokalorien am Tag (dieser Wert gilt für Menschen mit sitzender Tätigkeit) empfiehlt die Weltgesundheitsorganisation (WHO) die maximale Aufnahme von 50 Gramm freiem Zucker täglich.
Nachspeisen und Süßigkeiten sind ähnlich problematisch. Ein gesüßter Fruchtjoghurt enthält meist mehr als 10 Gramm Zucker pro 100 Gramm. Zum Glück nimmt man davon meist nur kleinere Mengen zu sich. Vollmilchschokolade oder Gummibärchen bestehen sogar zur Hälfte aus Zucker. Gut beraten, wer da nur ein bis zwei Stückchen auf einmal vernascht!

Starker Blutzuckeranstieg, intensive Gegenregulation

Ein schneller starker Anstieg des Blutzuckerwerts erzwingt eine intensive Gegenregulation. Es ist viel verträglicher für den Körper, wenn wir sogenannte komplexe, langkettige Kohlenhydrate wie Vollkorngetreide, Hülsenfrüchte, Nüsse oder Wurzelgemüse zu uns nehmen. Die darin enthaltenen Glukosemoleküle werden im Darm nur nach und nach über einen längeren Zeitraum durch enzymatische Spaltung freigesetzt, sodass der Körper einen steten moderaten Zustrom dieses wichtigen Brennstoffs erhält. Dies ist gut für die Leistungsfähigkeit von Gehirn und Muskeln, denn sie können ihren Stoffwechsel nicht ohne Weiteres auf andere Energieträger wie Fett oder Ketonkörper umschalten.

Sinkender Blutzucker, Freisetzen von Speicherglukose

Aus diesem Grund muss der Körper auch dann in der Lage sein, den Blutzucker über der unteren Schwelle von 70 mg/dl zu halten, wenn wir viele Stunden nichts gegessen haben. Es gibt eine Reihe von Menschen, die gern gleich morgens nach dem Aufstehen und noch vor dem Frühstück eine Runde joggen gehen oder anderweitig Frühsport betreiben. Eine gute Idee, denn wenn der Verdauungstrakt gerade wenig Blut benötigt, steht den Muskeln des Bewegungsapparats extraviel davon zur Verfügung!
Der Prozess, der in diesem Fall die Bereitstellung von Glukose ermöglicht, heißt Glukoneogenese und meint die Neubildung von Glukose. Wenn dem Körper zuvor reichlich Kohlenhydrate zugeführt wurden, konnte er entsprechende Vorräte anlegen. Die stärkeähnliche Speicherform der Glukose heißt Glykogen. Zwei Drittel davon lagern wir in den Muskeln, ein Drittel in der Leber ein. Die Muskeln verbrauchen ihre Glykogenvorräte selbst, während der Leberspeicher unter an-

derem auch dem Nervensystem Glukosenachschub zur Verfügung stellen kann.
Das notwendige Signal an die Leber, Glukose freizusetzen, gibt das Hormon Glukagon, das wie sein Gegenspieler Insulin in der Bauchspeicheldrüse hergestellt wird. Auch die Stresshormone Cortisol und Adrenalin fördern die Freisetzung von Glukose aus der Leber, damit in Notfallsituationen genügend Brennstoff für Kampf- oder Fluchtreaktionen zur Verfügung steht.
Wenn Menschen gewohnheitsmäßig kein Frühstück zu sich nehmen, sondern mehrere Stunden körperlich oder geistig aktiv sind, bevor sie die erste Mahlzeit zu sich nehmen, bedeutet dies eine chronische Mehrbelastung für die Nebennieren, die für die Cortisolproduktion zuständig sind, und kann zur Erschöpfung dieser Hormondrüse beitragen *(Seite 49)*.

WAS SENKT DEN BLUTZUCKERSPIEGEL?

Bei Personen, die sich gesund ernähren und fast den ganzen Tag körperlich aktiv sind, wird die aus den Kohlenhydraten gewonnene Glukose ungefähr in dem gleichen Tempo durch die aktive Muskulatur verbraucht, in dem sie von den Verdauungsorganen angeliefert wird. Wenn Muskelzellen aktiv sind, benötigen sie kein Insulin, um Glukosemoleküle aufnehmen zu können.

Was aber passiert, wenn eine Person ein typisch deutsches Frühstück mit leicht verdaulichen Kohlenhydraten zu sich nimmt, zum Beispiel ein Brötchen aus Weißmehl mit Honig, Marmelade oder Nougatcreme und dazu vielleicht noch etwas Obst? Oder ein Glas Orangensaft? (Auch Apfel- oder Orangensaft enthalten 10 Gramm Zucker pro 100 Milliliter!) Der Zucker liegt zwar in Form von Fruchtzucker vor, doch auch die Fruktose ist ein Einfachzucker, der in der Leber zu Glukose umgewandelt und wieder auf die Reise in die Blutbahn geschickt werden kann.
Nun sind es nach den Essen vielleicht nur ein paar Schritte ins Homeoffice. In diesem Fall wird die im Blut zirkulierende Glukose von der Muskulatur nicht verbraucht. Der Blutzucker kann daraufhin schnell auf Werte über 140 mg/dl steigen und der Organismus beginnt mit der Gegenregulation. Die Bauchspeicheldrüse schüttet Insulin aus, das die Aufnahme von Glukose in die Zellen der Leber, der ruhenden Muskulatur und in die Fettzellen ermöglicht. Leber und Muskeln legen einen Glykogenvorrat an. In den Fettzellen erfolgt die Umwandlung in längerfristige Speicherformen, also in Fett.
Das Problem: Manchmal schießt die Gegenregulation über das Ziel hinaus. Der Blutzucker sinkt zu stark, was die Lust auf eine »süße Pause« oder gar Heißhunger weckt – und der Teufelskreis beginnt von vorn.

DIE REGELN DER STEINZEIT PASSEN NICHT MEHR

Evolution ist ein außerordentlich langsamer Prozess. Unser Organismus unterscheidet sich nicht wesentlich von der Ausstattung unserer Vorfahren, die noch als Jäger und Sammler durch fast unberührte Landschaften streiften. Das Regulationssystem ist im Laufe von Millionen Jahren entstanden und damit perfekt an eine solche Art von Leben angepasst: mit viel Bewegung, naturbelassenen Nahrungsmitteln, ohne Vorratsschränke, ohne hochgezüchtete süße Früchte. Wenn überhaupt, gab es saisonal wilde Beeren. Die Aufnahme von größeren Zuckermengen war schlichtweg unmöglich. Deswegen war es auch völlig ungefährlich, dass Menschen den süßen Geschmack sehr gern mögen. Denn das Einzige, was süß schmeckte, war die Muttermilch mit immerhin 7 Gramm Laktose pro 100 Milliliter.

Es ist erstaunlich, dass unter solchen Bedingungen überhaupt Regulationsmechanismen entstanden, um eine übermäßige Kohlenhy-

EINE VERHÄNGNISVOLLE VERFÜHRUNG

Seit 1966 gibt es den Begriff des *comfort food*, 1997 wurde er ins *Oxford English Dictionary* aufgenommen. Er bezeichnet Nahrungsmittel wie Eiscreme, die nicht gesund sind, aber das Belohnungszentrum des Gehirns besonders wirkungsvoll stimulieren. Dazu braucht es neben Zucker auch eine ordentliche Portion Fett. Wenn man ängstlich, niedergeschlagen oder erschöpft ist, fühlt man sich nach dem Genuss solcher Speisen zwar etwas besser, aber ihre Wirkung hält nicht lange an. Zudem zahlt man für diesen »Trost« einen hohen Preis, denn sie verwandeln sich in hartnäckige Pölsterchen. Diese wird man nur wieder los, wenn man über längere Zeit auf Nahrung verzichtet, also vorsätzlich hungert, was gern mit dem Euphemismus »Diät« bezeichnet wird. Und inmitten eines Nahrungsüberflusses zu hungern, das schafft nur, wer sich erst gar keine Pölsterchen anfuttern würde.

dratzufuhr in Speicherenergie verwandeln zu können. Aber natürlich war die Option, innere Vorräte anlegen zu können, wenn Nahrung im Überfluss zur Verfügung stand, in Notzeiten eine wichtige Überlebenshilfe. Allerdings ist das biologische Regulationssystem, das uns die Natur in diesem Bereich mit auf den Lebensweg gegeben hat, nicht in der Lage, die gefährliche moderne Kombination aus Zuckerüberfluss und Bewegungsmangel zu bewältigen – zudem die Nahrungsmittelindustrie unsere fehlgeleiteten Instinkte schamlos ausnützt.

Je häufiger der Blutzucker über den Wert von 140 mg/dl ansteigt, also den homöostatischen Korridor verlässt, je öfter die Bauchspeicheldrüse große Mengen an Insulin ausschüttet, um den Blutzucker wieder zu senken, und je mehr Fettreserven angelegt werden, desto weniger reagieren die Zellen auf das Hormon. Es entsteht eine sogenannte Insulinresistenz. Das heißt, die Bauchspeicheldrüse muss immer mehr Insulin produzieren, um die gewünschte Wirkung zu erzielen, bis sie irgendwann erschöpft. Es kommt zu Insulinmangel und damit zur Entwicklung einer Zuckerkrankheit (Typ-2-Diabetes).

Moderne Probleme

Das Problem, dass uns eigentlich »gesunde« Instinkte in die Irre führen, weil sich die Lebensbedingungen vieler Menschen extrem verändert haben, betrifft auch viele andere Bereiche unseres Lebens.

Früher war es kein Problem, dass sich die Menschen nur dann bewegten, wenn sie es mussten, denn sie waren zu ständiger Bewegung gezwungen: Sie mussten auf die Jagd gehen oder ihre Felder bestellen, Vieh hüten, Holz zum Heizen beschaffen sowie Wasser aus dem Brunnen holen und ins Haus tragen. Doch heute leiden viele Menschen unter einem so ausgeprägten Bewegungsmangel, dass er ähnlich schädlich für ihre Gefäße ist wie das Rauchen.

Früher war es kein Problem, dass die Menschen sehr neugierig sind, da sich die Neuigkeiten auf die Dorfgemeinschaft und ab und zu die Berichte reisender Händler beschränkten. Aber in Zeiten von unzähligen Radio- und Fernsehsendern, Social Media und Internet wird diese Eigenschaft zu einem Riesenproblem: Im Jahr 2023 betrug in Deutschland die Nutzung audiovisueller Medien bei Personen über 14 Jahren im Durchschnitt unfassbare 9 Stunden und 46 Minuten am Tag. Und in dieser Berechnung ist die Computernutzung zu beruflichen Zwecken noch nicht enthalten! Auch in diesem Bereich will die Industrie die Menschen dazu verführen, möglichst viel zu konsumieren. Im Jahr 2022 wurden 6,3 Prozent der Kinder zwischen 10 und 17 Jahren als computerspielsüchtig eingestuft; 6,7 Prozent zeigten ein suchtartiges Nutzungsverhalten sozialer Netzwerke – doppelt so viele wie vor der Coronapandemie. Die körperlichen und psychosozialen Folgeschäden sind immens.

BEDÜRFNISAUFSCHUB: SEGEN UND FLUCH ZUGLEICH

Wie wir gesehen haben, können uns unwillkürliche Bedürfnisse in mancherlei Hinsicht in die Irre führen. Aber genauso problematisch ist es, Bedürfnisse ständig zu unterdrücken, bis wir sie eventuell irgendwann gar nicht mehr wahrnehmen. Denn in vielen Bereichen des Lebens bedarf die Homöostase unserer aktiven Mitwirkung.

Achtung, lebenswichtige Signale!

Nehmen wir zum Beispiel das Thema des Flüssigkeitshaushalts: Jeder von uns verliert kontinuierlich Flüssigkeit. Mit jedem Atemzug geben wir Feuchtigkeit ab. Wir schwitzen, um unsere Körpertemperatur zu regulieren, was je nach Außentemperatur und Luftfeuchtigkeit mehr oder weniger sichtbar ist. Unsere Niere benötigt Wasser, damit unerwünschte Substanzen über den Harn ausgeschieden werden können. Deshalb müssen wir einigermaßen regelmäßig Flüssigkeit zu uns nehmen, um die Verluste zu ersetzen. Andernfalls dickt das Blut ein, der Blutdruck fällt und es droht eine Mangeldurchblutung des Gehirns. Zur Gegenregulation schickt uns der Körper ein Durstgefühl, damit wir den Flüssigkeitsspeicher wieder auffüllen. Wenn wir allerdings vermeintlich Wichtigeres zu tun haben, eine fesselnde geistige Aufgabe lösen müssen oder uns in einer sozialen Situation befinden wie in der Kirche oder dem Theater, in der es als Störung empfunden würde, wenn man eine Flasche aus der Tasche holen und trinken würde, können wir das Bedürfnis länger unterdrücken. Tun wir dies sehr oft, passt sich unser System an und das Durstsignal wird immer schwächer. Das bedeutet Stress für unsere Niere, denn sie muss die Stoffe, die der Körper loswerden muss, immer stärker konzentrieren. Die Schleimhäute werden trocken. Der Dickdarm versucht, dem Speisebrei möglichst viel Wasser zu entziehen, der Stuhl wird hart und es kommt zu Verstopfungen.

Die Grundlage der Kultur

Andererseits ist die Fähigkeit, Bedürfnisse aufzuschieben, die Voraussetzung für das, was wir »Kultur« nennen. Ohne sie könnten Menschen erheblich schlechter kooperieren, um gemeinsam etwas auf die Beine zu stellen – sei es, um ein Haus oder eine Brücke zu bauen oder ein Theaterstück aufzuführen. Die meisten Menschen dürften der Meinung sein, dass wir viel bessere Lebensbedingungen haben als die Jäger und Sammler in prähistorischen Zeiten. Unsere Lebenserwartung ist jedenfalls ungleich höher. Aber vielleicht verlangt die Kultur uns inzwischen etwas zu viel Bedürfnisunterdrückung ab?

WAS BEDEUTET DAS FÜR DEN VAGUSNERV?

Wie wir wissen, ist der Vagusnerv in erster Linie ein »Spürnerv«. 80 Prozent seiner Fasern transportieren Informationen über den Funktionszustand der Organe und damit den Regulationszustand aus dem Organismus zum Zentralnervensystem *(Seite 16)*.

Wenn wir selten auf das hören, was der Vagusnerv uns sagen möchte, wenn wir so gut wie nie darauf reagieren, wenn sich Bedürfnisse im Rahmen der Regulation bemerkbar machen wollen, dann schwächen wir damit unser Körperbewusstsein.

Es gibt eine eiserne Regel in der Biosphäre, der belebten Natur: *Use it or lose it.* Das bedeutet, Körperteile oder Körperfunktionen, die nicht genutzt werden, verkümmern. Synapsen (Nervenverbindungen), die häufig aktiviert werden, werden stärker. Synapsen, die ungenutzt bleiben, werden schwächer. Wer den Vagusnerv aktivieren will, muss also aktiv »hinspüren«. Er muss seine Bauchgefühle bewusst registrieren und nach Möglichkeit auch darauf reagieren! Wer Bedürfnisse aufschieben will oder aufschieben muss, sollte sie tatsächlich nur aufschieben und nicht gleich ganz aufheben. Außerdem sollte er später ebenso bewusst für Ausgleich sorgen.

Herzfrequenzvariabilität, oder: Wie geht es Ihrem Vagusnerv?

Mit dem folgenden einfachen Spürexperiment können Sie herausfinden, wie es Ihrem Vagusnerv im Augenblick so geht:

Setzen Sie sich auf einen Stuhl und legen Sie Ihre Hände so in den Schoß, dass Sie den Puls am Handgelenk tasten können.

Atmen Sie 3- bis 5-mal schnell und mit Nachdruck ein und ohne Anstrengung wieder aus. Spüren Sie, wie der Puls auf dieses Atemmuster reagiert.

Atmen Sie so lange normal weiter, bis der Puls wieder genauso schlägt wie vor dem betonten Einatmen.

Kehren Sie die Übung nun um und betonen Sie die Ausatmung: Atmen Sie 3- bis 5-mal langsamer und länger aus als gewohnt und atmen Sie ohne Anstrengung wieder ein. Spüren Sie auch dabei wieder, wie der Puls darauf reagiert.

Wenn Ihr Vagusnerv gut in Form ist, können Sie auf diese Weise die sogenannte Herzkohärenz wahrnehmen: Während des betonten Einatmens wird der Puls normalerweise etwas schneller, während des betonten Ausatmens wird der Puls langsamer.

Eine Frage des Typs

Evolution bringt Vielfalt hervor. In menschlichen Gesellschaften gilt seit Langem das Prinzip der Arbeitsteilung. Unterschiedliche Talente und Temperamente fördern die Resilienz der Gemeinschaft und dienen dem Überleben aller. Wissen Sie, wie Sie ticken?

VIERSÄFTELEHRE

Seit es Ärzte gibt, gibt es Lehren von Konstitutionstypen. Der griechische Arzt Hippokrates von Kos (460–370 v. Chr.) schlug im 5. Jahrhundert v. Chr. vier Typen vor. Grundlage war die Dominanz bestimmter Körpersäfte:

Choleriker (gelbe Galle): reizbar, hitzig
Melancholiker (schwarze Galle): schwermütig, über alles besorgt
Sanguiniker (Blut): sorglos, hoffnungsfroh, lebt im Hier und Jetzt
Phlegmatiker (Schleim): bedächtig, legt viel Wert auf Sättigung und Schlaf

KÖRPERTYPEN

In Deutschland ist die Typenlehre des Psychiaters Ernst Kretschmer (1888–1964) aus dem Jahr 1921 am bekanntesten:

Leptosom: lang und schmal gebaut, hohe Denkschärfe, überempfindlich, introvertiert, neigt zu Komplexen
Pykniker: mittelgroß und gedrungen, neigt zu Fettansatz am Bauch, gutmütig und gesellig, extrovertiert
Athletiker: starke Knochen, kräftige Muskeln, breite Schultern, bedächtig, körperlich ausdauernd, zuverlässig

AYURVEDA & DIE DOSHAS

In der eng mit dem Yoga verbundenen ayurvedischen Medizin werden drei Typen unterschieden, die von den verschiedenen Elementen dominiert werden:

Pitta: Feuer
Vata: Luft und Raum
Kapha: Erde und Wasser

SINNESKANÄLE

Die Menschen unterscheiden sich außerdem in Hinblick auf den Sinneskanal, den sie bevorzugt zum Lernen und zum Arbeiten, aber auch zum Vergnügen nutzen:

visueller Typ: Sehen
auditiver Typ: Hören
taktiler Typ: Tasten

olfaktorischer Typ: Riechen
gustatorischer Typ: Schmecken
propriozeptiver Typ: Stimulation des Körpers durch Bewegung

WAHRNEHMUNGSSCHWELLE

Menschen unterscheiden sich auch in Hinblick auf ihre Wahrnehmungsschwelle. Hier geht es darum, wie stark ein Reiz sein muss, damit sie ihn wahrnehmen oder ab wann sie ihn als unangenehm empfinden:
hochsensitiver Typ: niedrige Wahrnehmungsschwelle oder »Schmerzgrenze«, ungefähr 15 Prozent der Bevölkerung
normalsensitiver Typ: hohe Wahrnehmungsschwelle, 85 Prozent der Bevölkerung

GRUNDBEDÜRFNISSE

Der Schweizer Kinderarzt Remo H. Largo (1943–2020) hat nach jahrelangen Forschungen eine Typisierung nach der Ausprägung folgender Aspekte vorgeschlagen:
Geborgenheit
soziale Anerkennung/Status
Leistung
Selbstentfaltung
existenzielle Sicherheit
körperliche Integrität

KOMPETENZEN

Ebenfalls von Remo H. Largo stammt die folgende Darstellung der Kompetenzen:
sozial
sprachlich
logisch-mathematisch
figural-räumlich
musikalisch
zeitlich-planerisch
motorisch
körperliche Attraktivität

CHRONOTYPEN

Dieser Typologie liegt der bevorzugte Schlaf-wach-Rhythmus eines Menschen zugrunde:
Lerchen schlafen bevorzugt abends von 22:00 bis 6:00 Uhr.
Normaltypen schlafen bevorzugt nachts von 24:00 bis 8:00 Uhr.
Eulen schlafen bevorzugt morgens von 2:00 bis 10:00 Uhr – oder noch später.

Unabhängig davon, welche Aspekte man betont, gilt: Die eigene Konstitution ist kaum veränderbar und man muss sich so akzeptieren, wie man ist. Hinweise zur Bestimmung des eigenen Konstitutionstyps finden Sie im Rahmen der Lektüreempfehlungen am Ende des Buchs *(Seite 170)*.

Das individuell passende Leben finden

Remo H. Largo hat mithilfe von Langzeitstudien nachgewiesen, dass körperliche Gesundheit und psychisches Wohlbefinden ganz entscheidend davon abhängen, wie gut die konstitutionell angelegten Grundbedürfnisse und Kompetenzen eines Menschen *(Seite 33)* zum gewählten Beruf und der sozialen Umgebung passen. Er nennt dieses Denkmodell das Fit-Prinzip.

Jeder Mensch möchte seine Grundbedürfnisse möglichst gut befriedigen und seine Kompetenzen nutzen und entfalten. Ein Mensch mit hoher logisch-mathematischer Begabung und eher geringen sozialen Fähigkeiten kann als Programmierer umgeben von Technik vollkommen glücklich und zufrieden sein. Menschen mit dem umgekehrten Bedürfnis- und Kompetenzprofil fühlen sich vom Umgang mit Computern oft gestresst und sind am besten in Berufen aufgehoben, in denen vielmehr die Fürsorge für andere Personen im Vordergrund steht.

Passen die Veranlagung und die Anforderungen der Umgebung nicht gut zusammen, spricht Largo von sogenannten Misfit-Konstellationen. Halten unpassende Lebensbedingungen über Jahre an, stellen sie ein erhebliches Risiko für die körperliche und psychische Gesundheit dar.

UNIFORMITÄT VS. INDIVIDUALITÄT

Für viele Kinder beginnen die Misfit-Erlebnisse leider schon im Kindergarten- oder Grundschulalter, denn für das enorme Spektrum an unterschiedlichen Begabungen steht nur eine Einrichtung mit einem relativ starren Programm beziehungsweise Lehrplan zur Verfügung. Darüber hinaus können sich nicht alle alternative Bildungsangebote wie Waldorf- oder Montessorischulen leisten, sofern es überhaupt solche Einrichtungen in erreichbarer Nähe gibt.

Im klassischen Schulsystem liegt der Schwerpunkt vor allem auf der Förderung der sprachlichen und logisch-mathematischen Kompetenzen der Schülerinnen und Schüler. Kinder, die in dieser Hinsicht weniger talentiert sind, haben erheblich schlechtere Aussichten auf Erfolgserlebnisse, auch wenn sie vielleicht auf einem anderen Gebiet – zum Beispiel motorisch oder musikalisch – über sehr viel Talent verfügen. Dies ist schädlich für ihr Selbstwertgefühl.

Keine leichte Aufgabe für Eltern, dies auszugleichen. Da ist es hilfreich, wenn sie ihr Kind in einem Sportverein oder einer Musikschule anmelden können, damit es sich in diesen Bereichen als kompetent erlebt, sein Talent weiterentwickeln, Selbstbewusstsein gewinnen und die Frustrationen des Schulalltags ausgleichen kann.

KULTURELLE ENTWICKLUNGEN ALS HERAUSFORDERUNG

Wie erwähnt ist Evolution, also die biologische Anpassung an neue Umgebungsbedingungen, ein extrem langsamer Prozess *(Seite 28)*. Im Vergleich dazu hat die kulturelle Entwicklung in den letzten Jahrhunderten ein rasantes Tempo aufgenommen.
Obwohl es in der Antike bereits komplexe staatliche Gebilde gab, beherrschte nur ein kleiner Teil der Bevölkerung das Lesen und Schreiben. Martin Luther forderte als einer der Ersten im Jahr 1524 die Einführung einer allgemeinen Schulpflicht. Es dauerte noch Jahrhunderte, bis sie Wirklichkeit wurde. In Preußen gab es zwar ab dem Jahr 1717 eine gesetzlich geregelte Schulpflicht, aber noch im Jahr 1816 wurden nur 60 Prozent der Kinder von ihren Eltern tatsächlich in die Schule geschickt. Insbesondere bei Bauern und Handwerkern stieß die Schulpflicht auf Unverständnis und Widerstand, da die Arbeitskraft der Kinder in den Betrieben benötigt wurde. Erst zu Beginn des 20. Jahrhunderts gelang es dem Staat, die Schulpflicht flächendeckend durchzusetzen.
Die 125 Jahre, die seitdem vergangen sind, sind aus evolutionärer Perspektive ein Wimpernschlag. In der Bevölkerung gibt es also viele Menschen, für die es konstitutionell zuträglicher wäre, ihren Lebensunterhalt mit körperlicher Arbeit oder ihrem handwerklichen Geschick zu bestreiten als mit einem Bürojob. Leider stehen in diesen Bereichen immer weniger Arbeitsplätze zur Verfügung, die sozial gleichermaßen anerkannt sind. Auch Menschen, die sozial hochbegabt und bestens für Berufsfelder wie Erziehung, Pädagogik oder Krankenpflege geeignet sind, können sich nicht voll auf diese Kompetenzen konzentrieren. Sie müssen sich mit immer mehr bürokratischen Vorgaben und der inzwischen allgegenwärtigen Digitalisierung herumschlagen. Oft verzweifeln sie an der mehr oder weniger gut funktionierenden Hard- oder Software, die sie zur Erfüllung ihrer Dokumentationspflichten und anderer Verwaltungsaufgaben benötigen. Das bedeutet leider auch, dass ihnen für ihre eigentliche soziale Arbeit immer weniger Zeit zur Verfügung steht.

VERÄNDERUNGSMÜDIGKEIT?

In Managermagazinen erfreut sich der Begriff der Veränderungsmüdigkeit in den letzten Jahren wachsender Beliebtheit. Doch der Eindruck von Veränderungsmüdigkeit beruht auf einem Missverständnis. Wir haben es nicht mit Ermüdung, sondern mit einem Misfit-Problem zu tun, wenn Menschen infolge der Digitalisierung in ihrem Beruf plötzlich Kompetenzen benötigen, die ursprünglich keine Rolle gespielt hatten, als sie diesen Beruf ergriffen.

Homöostase ist adaptiv

Wir wissen nun, wie wichtig es ist, die eigene Konstitution zu verstehen, sie zu akzeptieren und das eigene Leben passend zu gestalten. Doch das soll nicht heißen, dass man sich nie aus seiner Komfortzone wagen soll.
Sie haben es schon mehrfach gelesen: Der Mensch ist ein anpassungsfähiges Wesen. Die Spezies *Homo sapiens* ist in den Savannen Ostafrikas entstanden, aber Menschen können auch im tropischen Urwald, im verhältnismäßig kühlen Mitteleuropa oder sogar in der Polarregion überleben. Sie können auf Höhe des Meeresspiegels leben und sich an große Höhen anpassen – auf diese Weise sind die Kulturen im Himalaya und den Anden entstanden. Alle diese Anpassungsprozesse sind lange vor der technischen Revolution mit relativ einfachen Hilfsmitteln gelungen. Aber die Anpassung an neue Bedingungen braucht Zeit – und Übung.

WARUM ES SINN MACHT, DIE KOMFORTZONE ZU VERLASSEN

Der Begriff des homöostatischen Korridors besagt, dass ein Individuum sein inneres Milieu nur innerhalb eines bestimmten Bereichs erfolgreich regulieren kann. Wie groß dieser Korridor ist und wo seine Grenzen liegen, hängt von der Vorgeschichte ab – und das ist eine typische Eigenschaft komplexer Systeme *(Seite 13-15)*. Damit ist nicht nur die individuelle Vorgeschichte der Person, sondern auch die seiner Ahnen, also die kollektive Entwicklungsgeschichte gemeint. Eskimos sind daher biologisch besser an Kälte, Massai besser an Hitze angepasst. Eskimos sind durchschnittlich 1,50 bis 1,60 Meter groß und kräftig gebaut, was den Wärmeverlust reduziert. Massai sind dagegen meist um die 1,90 Meter groß und schlank, was die Körperoberfläche vergrößert, über die Wärme abgegeben werden kann.
Aber unabhängig vom individuellen genetischen Ausgangspunkt gilt: Jeder Mensch kann seinen homöostatischen Korridor erweitern, indem er sich gezielt geeigneten Reizen aussetzt. Dabei handelt es sich um Belastungen, die außerhalb der Komfortzone liegen, deren Dauer und Intensität aber so dosiert sind, dass sie dem Einzelnen keinen bleibenden Schaden zufügen. Geschieht dies mit einer gewissen Regelmäßigkeit, passt sich der Körper mit der Zeit an und erweitert so die Komfortzone.

WAS MAN TRAINIEREN KANN – UND WAS NICHT

Allerdings kann man nicht alle Regulationsprozesse auf diese Weise trainieren. So ist es zum Beispiel nicht möglich, die Glukosetoleranz zu verbessern, indem man immer größere Zuckermengen zu sich nimmt *(Seite 25)*.

Man kann auch nicht üben, mit weniger Schlaf auszukommen. Die meisten Menschen benötigen ungefähr 8 Stunden pro Nacht. Es gibt zwar einzelne Personen, die tatsächlich mit weniger Schlaf auskommen, aber diese Eigenschaft ist ein konstitutionelles Merkmal und keine durch Training erworbene Fähigkeit.
Viele andere Anpassungsvorgänge lassen sich zwar trainieren, aber nicht jeder kann alles gleich gut lernen. Ein leptosomer Typ tut sich schwerer damit, Kälte auszuhalten, ein pyknischer Typ toleriert umgekehrt Wärme schlechter. Für einen athletischen Typen ist es leichter, seine Muskelkraft zu steigern, für einen leptosomen Typen ist es einfacher, seine Ausdauer zu verbessern. Einem hochsensitiven Typen fällt es schwerer, Lärm und große Menschenmengen auszuhalten, als einem normalsensitiven Typen. Dennoch ist es für alle Menschen sinnvoll, auch gelegentlich Dinge zu tun, die ihnen eher schwerfallen. Wenn sie es nicht tun, schrumpft ihr homöostatischer Korridor und ihr Lebenshorizont verengt sich.
Last, but not least: Natürlich lässt sich auch die Fähigkeit trainieren, nach einer Phase mit hoher Sympathikusaktivität in einen vagalen Regulationszustand zurückzukehren. Der Praxisteil dieses Buchs ab *Seite 64* wird Ihnen zeigen, wie Sie mit Yoga Ihren Parasympathikus aktivieren können.

DIE DOSIS MACHT DAS GIFT

Dieser Satz wird dem Arzt und Naturforscher Paracelsus (1493–1541) zugeschrieben. Er gilt als Urvater der Pharmazie, also der systematischen Verwendung von chemischen Substanzen zur Heilung von Erkrankungen. Und was für Medikamente und Genussmittel gilt, gilt auch für Stress. Wenn man sich ständig schont, jedem Bedürfnis nachgibt und jede körperliche oder psychische Herausforderung meidet, wird man nicht gesünder, sondern schwach.

ROBUSTER KÖRPER, GESUNDER GEIST

Jede Art von Training – ob die dosierte Exposition gegenüber extremen Temperaturen oder Kraft- oder Ausdauersport – wirkt positiv auf den Stoffwechsel, das Immunsystem und die Stresstoleranz. Der Pfarrer Sebastian Kneipp (1821–1897) formulierte es so: »Ein abgehärteter Körper besitzt den größten Schutz vor den Krankheiten der Seele.«

Prickeltraining

Sie wollen Ihre Stresstoleranz verbessern? Hier finden Sie einige einfache Vorschläge aus der Kneipptherapie, wie Sie dosierte Kältereize einsetzen können, um genau das zu tun, Ihr Immunsystem zu stärken, sich geistig zu erfrischen und vieles mehr.

KNEIPPGÜSSE

Für Ungeübte empfiehlt es sich, zunächst vorsichtig anzufangen. Hier bietet sich als Einstieg der Knieguss an.
Alles, was Sie dafür benötigen, ist ein Duschkopf mit Variofunktion, aus dem das Wasser mit einem weichen Strahl fließen kann. Wenn Sie dafür nicht extra einen solchen Duschkopf anschaffen wollen, reduzieren Sie einfach den Wasserdruck, bis das Wasser beim Auftreffen auf den Körper nicht mehr spritzt.
Vor den Kneippgüssen sollte Ihnen insgesamt gut warm sein. Vor allem sollten Sie zu Beginn der Anwendungen keine kalten Füße haben. Sie können eine Oberbekleidung tragen, die bis zur Mitte Ihrer Oberschenkel reicht. Die ideale Wassertemperatur für das Kneipptraining beträgt 10 Grad Celsius.

Los geht's:

Beginnen Sie mit dem rechten Bein. Führen Sie den kalten Wasserstrahl von der rechten kleinen Zehe über die Außenseite der Wade bis zur Kniekehle.
Kreisen Sie mit dem Wasserstrahl 5 Sekunden in der Kniekehle, wandern Sie dann über die Rückseite der Wade wieder nach unten bis zur Ferse.
Im Anschluss wird der Wasserstrahl von der kleinen Zehe an der Vorderseite des Unterschenkels nach oben geführt. Kreisen Sie mit dem Wasserstrahl 5 Sekunden auf dem Knie und führen Sie ihn dann an der Innenseite des Unterschenkels entlang wieder nach unten bis zum Knöchel. Gießen Sie im letzten Schritt auch die Fußsohle ab.
Wiederholen Sie anschließend den gesamten Vorgang mit dem linken Bein.
Wenn Sie fertig sind, trocknen Sie Ihre Beine ab. Schlüpfen Sie in ein Paar warme Socken und laufen Sie einige Schritte umher, bis sich Ihre Beine und Ihr ganzer Körper wieder wohlig warm anfühlen.
Mit zunehmender Kältetoleranz können Sie die Güsse immer weiter ausdehnen. Sie können zunächst die Unterarme und später eventuell Oberschenkel und Oberarme hinzunehmen und die gesamten Beine und Arme abgießen. Viel Vergnügen!

KNEIPPTRETEN

Dies ist die nächste Steigerungsstufe bei der Trainingsintensität. Ideal für das Wassertreten nach Kneipp sind Kneippbecken, wie sie in vielen Kurorten, aber auch in vielen Städten und Gemeinden vorgehalten werden. Noch reizvoller ist es, wenn Sie in der Nähe eines Sees oder Bachs wohnen, den Sie zum Kneippen nutzen können. Wenn Sie flott zu Fuß dorthin laufen, sorgen Sie dafür, dass Ihre Füße zu Beginn des Kneipptrainings warm sind. Das Wasser sollte beim Kneipptreten idealerweise eine Temperatur zwischen 8 und 18 Grad Celsius haben und bis ungefähr eine Handbreit unter das Knie reichen. Zur Not tut es auch ein großer Kübel, den Sie in Ihre Badewanne stellen können.

Und los geht's:

Steigen Sie ins Wasser und praktizieren Sie den sogenannten Storchengang: Ein Bein bleibt im Wasser, während Sie das andere Knie so weit hochheben, bis sich der ganze Fuß über dem Wasser befindet. Die Fußspitze zeigt Richtung Wasseroberfläche.

Bleiben Sie 30 bis 60 Sekunden im Wasser, bis sich ein deutliches Kältegefühl einstellt. Verzichten Sie aber auf falschen Ehrgeiz! Wenn sich schneidende oder stechende Missempfindungen einstellen, haben Sie Ihre Toleranzgrenze erreicht.

Streifen Sie nach dem Verlassen des Wassers Ihre Haut nach Möglichkeit nur ab, statt sie abzutrocknen. Ziehen Sie Ihre Strümpfe oder Socken an und laufen Sie herum, um wieder warm zu werden.

Spüren Sie während des Kneipptretens ganz bewusst alle Reaktionen Ihres Körpers auf den gesetzten Reiz. Wie verändern sich Ihr Atem, Ihr Herzschlag, das Gefühl in Ihren Beinen? Wie verändert sich Ihre Stimmung?

Mit zunehmender Kältetoleranz können Sie den Vorgang 2- bis 3-mal wiederholen.

Vorsicht: Verzichten Sie auf dieses Training, wenn Sie einen Infekt haben, unter stärkeren Durchblutungsstörungen oder Gefühlsstörungen (Polyneuropathie) leiden, zum Beispiel aufgrund von einer Zuckerkrankheit.

WINTER- ODER EISBADEN

Das Baden bei Wassertemperaturen nahe dem Gefrierpunkt ist die Königsdisziplin. Die Bezeichnung ist ein wenig irreführend, denn zuträglich ist ein solches Kältetraining nur, wenn man im Anschluss an die sommerliche Badesaison im Spätsommer damit beginnt, sich also Schritt für Schritt an die sinkenden Temperaturen gewöhnen kann. Da nur wenige Menschen ein geeignetes Gewässer vor der Haustür haben, sei für eine genaue Anleitung auf einschlägige Webseiten verwiesen.

Die menschlichen Grundbedürfnisse

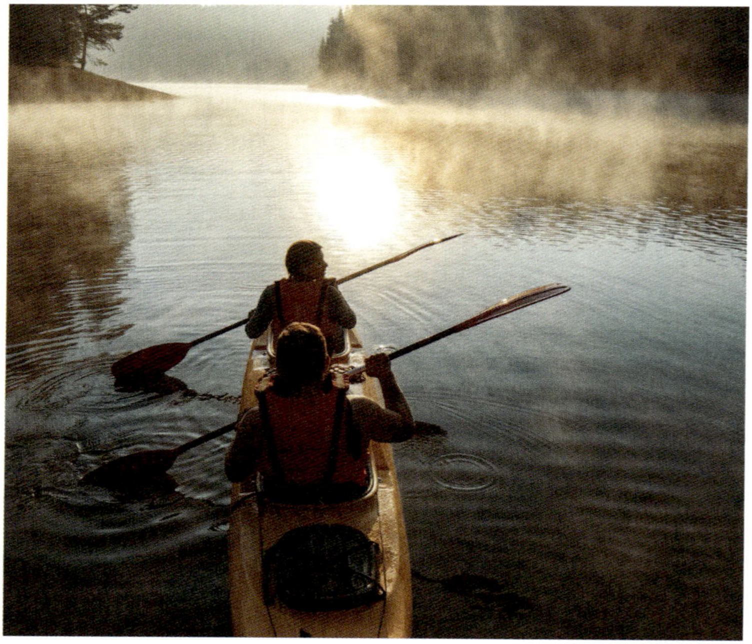

Vielleicht werden Sie sich allmählich fragen: Sollte es in diesem Buch denn nicht nur um den Vagusnerv, sondern auch um Yoga gehen? Warum wurde Yoga dann in den ersten Kapiteln bislang noch nicht thematisiert? Der Grund dafür ist, dass die meisten Menschen bei Yoga ausschließlich an die typischen Körperübungen denken. Tatsächlich wird Yoga im *Yogasutra des Patanjali*, einer der ältesten Schriften der Yogatradition, als ein Pfad mit acht Stufen beschrieben, die es nacheinander zu meistern gilt.

Die ersten fünf Stufen werden als Kriya-Yoga (praktischer Yoga) bezeichnet, die letzten drei Stufen als Raja-Yoga (»königlicher« oder geistiger Yoga).

Der Theorieteil des vorliegenden Buchs ist den ersten beiden Stufen des Yogapfads gewidmet: dem Umgang mit der Welt und dem Umgang mit sich selbst. Um noch einmal auf das einleitende Zitat von Patanjali zurückzukommen *(Seite 6)*: Ziel des Yogapfads ist es, dass »der Sehende in der seiner Natur entsprechenden Form ruht«.

Um den richtigen Umgang mit der Welt zu finden und eine gute Beziehung zu sich selbst aufzubauen, braucht es also auch eine klare Vorstellung von der eigenen Person. Wir müssen wissen: Welche Lebensform entspricht unserer Natur? Was tut uns gut, was schadet uns? Wie bringen wir unser Leben in Einklang mit dem Rest der Welt, mit der Welt der Pflanzen und der Tiere, mit der gesamten Ökosphäre? Denn auf Dauer kann es den Menschen nur gut gehen, wenn sie in Einklang mit der Welt leben, statt sie gnadenlos auszubeuten.

Das heißt natürlich nicht, dass Sie erst anfangen sollten, Asanas zu praktizieren, nachdem Sie Ihr Leben völlig umgestellt haben; nachdem Sie alle Gewohnheiten abgelegt haben, mit denen Sie sich selbst und der Umwelt schaden. Es heißt lediglich: Die Asanas sind kein Ersatz und keine geeignete Kompensation, wenn Sie Ihre Grundbedürfnisse vernachlässigen. Sie werden sich bei der Yogapraxis nie ganz wohlfühlen, wenn Sie Ihren Körper im Alltag sonst weitgehend außer Acht lassen. Die Übungspraxis sollte allgemein in einen Lebensstil eingebettet sein, der eine Balance von Sympathikus und Parasympathikus ermöglicht.

DIE ACHT STUFEN DES YOGAPFADS

Yama: Umgang mit der Welt
Niyama: Umgang mit sich selbst
Asana: Körperhaltungen
Pranayama: Atemtechniken
Pratyahara: Umgang mit den Sinnen
Dharana: Konzentration
Dhyana: Meditation
Samadhi: innere Freiheit und Erleuchtung

Gemeinschaft

Der Mensch ist ein zutiefst soziales Wesen. Säuglinge kommen vollkommen hilflos auf die Welt und sind jahrelang auf die fürsorgliche Betreuung durch ihre eigene Familie und viele weitere Mitmenschen angewiesen, bis sie nicht nur im wörtlichen, sondern auch im übertragenen Sinn auf eigenen Beinen stehen können.

Die Qualität unserer frühen Bindungserfahrungen ist ganz entscheidend für unsere körperliche und psychische Gesundheit, denn sie wirken bis in die genetische Ebene hinein. Wenn Kinder früh im Leben von den Eltern getrennt oder gar misshandelt werden, reagieren sie auch später im Leben auf Stress mit einer erhöhten Cortisolausschüttung und einer abgeschwächten Gegenregulation. Die Beeinflussung der Aktivität von Genen in den ersten Lebensjahren durch Methylierung (die chemische Bindung von Methylgruppen an bestimmte Stellen der DNA) wird wissenschaftlich Epigenetik genannt.

In dieser Lebensphase ist chronischer, unvorhersehbarer Stress am schädlichsten, das heißt, wenn das Leben unberechenbar ist und die Grundbedürfnisse nach Geborgenheit, existenzieller Sicherheit und körperlicher Unversehrtheit oft nicht erfüllt werden können. Dadurch kann es zu einer Entzündung von Gliazellen (den Bindegewebszellen des Gehirns) und dem Absterben von Neuronen (Nervenzellen) kommen. Die Folge davon ist: Den betroffenen Kindern fällt es sowohl in kognitiver als auch in sozialer Hinsicht schwerer, zu lernen. Ihre Impulskontrolle ist beeinträchtigt, was ihr Risiko erhöht, drogenabhängig zu werden oder Straftaten zu begehen. Darüber hinaus sind sie anfälliger für Ängste und Depressionen.

DIE KLEINFAMILIE IST NICHT GENUG

Je älter ein Kind wird, desto wichtiger werden andere Grundbedürfnisse: soziale Anerkennung, Selbstentfaltung und Leistung. Da Kinder nicht immer das gleiche Temperament, die gleichen Neigungen und die gleichen Kompetenzen haben wie ihre Eltern, brauchen sie darüber hinaus auch andere erwachsene Bezugspersonen, die ihre Begabungen erkennen und fördern können. Mit zunehmendem Alter werden dann die Gleichaltrigen – neudeutsch Peergroup genannt – immer wichtiger zur Orientierung und für die Erfahrung von Zusammenhalt und sozialer Anerkennung. Durch funktionelle Bildgebung des Gehirns wurde bereits mehrfach nachgewiesen: Wenn man sich ausgeschlossen fühlt, hat dies vergleichbare Auswirkungen wie körperliche Schmerzen. Für junge Menschen in der Pubertät gilt dies ganz besonders.

DAS SOZIALE NETZ MUSS REAL SEIN

Den Begriff des sozialen Netzes gab es schon lange, bevor es Computer, das Internet und Smartphones gab. Nach der ursprünglichen Definition verstand man darunter alle Personen, die bereit sind, einem Menschen zu Hilfe zu kommen, wenn er in Not gerät. Dies schließt einerseits die Familie, die Freunde und Bekannten ein. Andererseits funktionierten früher und funktionieren vielerorts zum Glück auch heute noch die Nachbarschaft, Vereine und Kirchengemeinden als erweitertes Netzwerk. Ein verlässliches soziales Netz unterstützt somit das Bedürfnis nach existenzieller Sicherheit.

Dieses Netz trägt uns natürlich nicht nur in Notzeiten. Es dient auch dazu, unser alltägliches Bedürfnis nach Kommunikation zu stillen. *Social engagement*, das heißt der unmittelbare Austausch mit anderen Menschen, der Blickkontakt, gegenseitige Spiegelung und Resonanz beinhaltet, ist die beste natürliche Stimulation für den neuen oder ventralen Parasympathikus *(Seite 17)*.

Die Begegnung mithilfe technischer Hilfsmittel kann diese Funktion nicht erfüllen. Videotelefonie ermöglicht keinen echten Blickkontakt. Messengerdienste wie WhatsApp oder Signal, Social Media wie Facebook oder Videoportale wie TikTok sind noch schwieriger für unsere Psyche. Wenn wir kommunizieren, haben wir ein tiefes Bedürfnis nach Reziprozität, also nach Wechselseitigkeit. Wenn wir eine Nachricht losschicken und keine Reaktion darauf erhalten, stellt dies immer einen unterschwelligen sozialen Stress dar. Wir fragen uns: Hat unser Gegenüber gerade keine Zeit, steckt es im Funkloch, ist der Akku leer oder will es nicht antworten?

Eine Grundregel der Kommunikationspsychologie lautet: »Man kann nicht nicht kommunizieren!« Bei Funkstille auf dem Smartphone ist die Interpretation besonders schwierig, da anders als beim direkten Kontakt keine zusätzlichen nonverbalen Informationen zur Verfügung stehen.

Letztlich kommt hinzu, dass die Hemmschwelle, andere Menschen zu mobben, in den sogenannten sozialen Netzwerken deutlich niedriger ist als in der Realität. Jeder sechste Jugendliche ist schon einmal Opfer solcher digitaler Angriffe geworden, Tendenz steigend. Die Folgen sind alles andere als harmlos: Massive Beschämung kann sogar Auslöser für Suizidhandlungen werden.

Alles in allem ist wissenschaftlich inzwischen eindeutig nachgewiesen: Je länger die tägliche Nutzungsdauer sozialer Medien, desto höher das Risiko für Angststörungen und Depression. Warum können es die meisten Menschen trotzdem nicht lassen? Weil das Gefühl des Ausgeschlossenseins eben so schwer zu ertragen ist.

SOZIALE HAUTPFLEGE

In vielen menschlichen Gesellschaften halfen und helfen sich Menschen gegenseitig bei der Haar- und Hautpflege. Interessanterweise führt dies bei allen Beteiligten, also den Pflegenden und den Gepflegten, zu einer Endorphinausschüttung und damit zu erhöhtem Wohlbefinden. Die sogenannte soziale Hautpflege hilft, Bindungen zu stiften und zu erhalten. In Industriegesellschaften wurde sie allerdings fast vollständig in Form von Friseursalons und Kosmetikstudios in den Dienstleistungsbereich verlagert.
In Zeiten von Me-too ist die körperliche Berührung immer mehr vom Aussterben bedroht. Dies ist bedauerlich, denn erwünschte sanfte Berührungen der Haut können auch die Ausschüttung des Wohlfühl- und Bindungshormons Oxytocin und damit ein Gefühl von Geborgenheit fördern.

Do it yourself!

Es macht einen großen Unterschied, wie Sie Ihren Körper pflegen. Erledigen Sie das Nötige einfach mechanisch, während Ihr Kopf mit anderen Themen beschäftigt ist? Oder berühren Sie sich achtsam und aufmerksam, wie Sie es sich auch von einer anderen Person wünschen würden? Nehmen Sie sich die Zeit, sich achtsam und liebevoll zu pflegen.

Ernährung

Die Themen Gemeinschaft und Ernährung sind eng miteinander verbunden. Nur wenige Menschen sind motiviert oder diszipliniert genug, für sich allein zu kochen. Erst durch eine Tischgemeinschaft wird das Essen zu einer Mahlzeit. Die Zunahme von Singlehaushalten und das immer stärkere Auseinanderdriften der Arbeitszeiten von Paaren und Familien fördern ungesunde Essgewohnheiten. Wer allein is(s)t, holt sich viel eher nur schnell etwas aus dem Kühlschrank oder wärmt eine Fertigmahlzeit auf. Das tut auf Dauer nicht gut.

NAHRUNGSMITTEL: AM BESTEN NATURBELASSEN

Schlechte Ernährungsgewohnheiten und Fettleibigkeit sind bei wild lebenden Tieren unbekannt. Sie haben einen sicheren Instinkt, was sie fressen sollten und wie viel davon. Eigentlich hat auch der Mensch ein gutes Gespür dafür, welche Lebensmittel sein Organismus braucht und in welcher Menge. Allerdings funktioniert dieser Instinkt bei uns nur dann, wenn wir weitgehend auf industriell verarbeitete Nahrungsmittel verzichten. Der Grund dafür ist, dass Lebensmittelzusätze, die den Geschmack verstärken und die Konsistenz optimieren sollen, unsere Wahrnehmung verwirren.

Wenn Sie naturbelassene Nahrung zu sich nehmen, müssen Sie diese üblicherweise auch gründlich kauen. Während des Kauvorgangs kann das Gehirn schon früh einschätzen, welche Nährstoffe Sie gerade zu sich nehmen. Dies trägt dazu bei, dass Sie wissen, wann Sie satt sind, bevor die Dehnung der Magenwand als Stoppsignal wirksam wird. Ein aktiver Vagusnerv und eine allgemein gut trainierte Selbstwahrnehmung sind allemal hilfreich, um ein gesundes Essverhalten zu entwickeln. So können Sie mit der Zeit immer differenzierter spüren, welche Nahrungsmittel Ihr Organismus wann benötigt, und fühlen sich dementsprechend nicht nur satt im Sinne von voll, sondern in jeder Hinsicht zufrieden.

KOCHEN UNTERSTÜTZT DIE REGULATION

Natürlich ist es schön, wenn man nach einem anstrengenden Tag hungrig nach Hause kommt und sich direkt an den Tisch setzen kann, weil der Lebensgefährte bereits liebevoll eine Mahlzeit zubereitet hat. Doch wenn Sie gerade erst die Hektik des Feierabendverkehrs hinter sich gelassen haben, ist Ihr Organismus noch nicht auf Verdauung eingestellt *(Seite 18–19)*.

Hier ist die Person, die am Herd stand, klar im Vorteil: Sie hat bereits eine erfolgreiche, sogenannte prägastrale Phase hinter sich. Das heißt, ihr Gehirn konnte sich bereits ausführlich mit der Nahrung vertraut machen, die später auf dem Teller landen wird. Außerdem sind frische, bunte und natürliche Lebensmittel einfach eine Augenweide! Es ist selbstverständlich auch erlaubt, bei der Zubereitung ein bisschen von den Zutaten zu naschen. Beim Garen konnte der Koch außerdem die Röstaromen genießen, die sich bei der Zubereitung entfaltet haben. Sein Vagusnerv wurde durch diese Vorbereitungen auf die Nahrungsaufnahme eingestimmt und seine Verdauungsorgane sind nun bereit, jederzeit mit der Arbeit zu beginnen. Dadurch ist die Chance deutlich höher, dass sich nach dem Essen ein angenehm befriedigendes Sättigungsgefühl statt eines unangenehmen Völlegefühls einstellt.

Lassen Sie sich Zeit!

Bitte beachten Sie: Das Sättigungsgefühl kann sich erst nach 20 Minuten voll entfalten. Wenn Sie auf Ihre Figur achten, ist es daher sinnvoll, eine Mahlzeit zunächst kalorienarm mit einer klaren Brühe oder einem Salat zu beginnen und mit dem gehaltvolleren Hauptgericht etwas zu warten. Auf diese Weise können Sie erreichen, dass Sie sich statt fühlen, bevor Sie eine größere Menge Kalorien zu sich genommen haben.

Bewegung

Bewegungsmangel hat sich in den Industrienationen in den letzten Jahren zu einem großen gesundheitlichen Risikofaktor entwickelt. Laut der Weltgesundheitsorganisation (WHO) liegt das wöchentliche Minimum an Bewegung, das nicht unterschritten werden sollte, bei 2,5 Stunden pro Woche. Es ist besser, sich 5-mal 30 Minuten zu bewegen als 2,5 Stunden am Stück. Sie müssen noch nicht einmal intensiv Sport treiben: Radfahren oder ein strammer Fußmarsch sind als Bewegung völlig ausreichend.

Deutschland schneidet laut einer Untersuchung aus dem Jahr 2022 im internationalen Vergleich besonders schlecht ab. 44 Prozent der Frauen und 40 Prozent der Männer über 18 Jahren erreichen nicht einmal dieses bescheidene Ziel. Noch dramatischer ist die Lage in der Altersgruppe der 11- bis 17-Jährigen: 88 Prozent der Mädchen und 89 Prozent der Jungen bewegen sich viel zu wenig. Dies ist ein großer Nachteil für die körperliche Entwicklung der jungen Menschen.

IN DER GEMEINSCHAFT MACHT ES NOCH MEHR SPASS

Das Thema Bewegung ist auch eng mit dem Thema Gemeinschaft verknüpft: Mit Freundinnen oder in einer Gruppe macht Bewegung meist mehr Spaß als allein. Kinder sind viel eher für Bewegungsspiele als für einen Spaziergang zu begeistern. Da in der Coronapandemie das Element der Gemeinschaft weggefallen ist, hat sich das Problem des Bewegungsmangels durch die Lockdowns noch weiter verstärkt.

KONDITION UND KONSTITUTION

In der Trainingslehre unterscheidet man fünf konditionelle Grundeigenschaften: Kraft, Ausdauer, Schnelligkeit, Koordination und Dehnfähigkeit. Wenn Sie zu den Bewegungsmuffeln gehören und daran etwas ändern wollen, sollten Sie als Erstes herausfinden, welcher dieser Bewegungsbereiche Ihnen am leichtesten fällt. Fangen Sie mit kurzen Trainingseinheiten an, denn auch viele kurze Bewegungseinheiten entfalten in der Summe eine positive Wirkung.

Auf die Konstitutionstypen *(Seite 32)* bezogen gilt: Athletische Typen haben oft am meisten Spaß an Krafttraining. Sie können einfach zwei gefüllte Wasserflaschen zu Hanteln umfunktionieren und loslegen. Leptosome Typen sind im Vorteil, wenn es um das Ausdauertraining geht. Sie brauchen nur ihre Turnschuhe anzuziehen, und los geht es um den Block! Pykniker haben oft weniger Freude an der Bewegung an sich und können sich besser motivieren, wenn die Bewegung mit etwas verbunden ist, das ihnen Spaß macht, und sie zum Beispiel beim Spazierengehen Musik oder einen Podcast hören können. Oft hilft es auch, wenn die Bewegung einem sinnvollen Zweck dient. So mancher, der nie ein Fitnessstudio betreten würde, werkelt gern stundenlang im Garten.

Koordinationstraining ist unabhängig vom Konstitutionstyp als kleine Bewegungspause während einer sitzenden Tätigkeit ideal. Allerdings braucht es dafür ein paar Übungsgeräte, zum Beispiel ein Balance Pad oder Wackelbrett, einen Schwingstab, ein kleines Trampolin oder einen Gymnastikball. Bei diesem Training schwitzt man nicht und mehrere kurze, über den Tag verteilte Einheiten sind sogar effektiver als eine längere Trainingseinheit am Stück. Und nach 3 bis 5 Minuten Balancieren, Wackeln, Schwingen oder Wippen kann man gelockert und erfrischt an den Schreibtisch zurückkehren.

Schnelligkeit wird in erster Linie für sportliche Höchstleistungen benötigt. Unter präventiven Gesichtspunkten ist nur ein Aspekt der Schnelligkeit relevant: Die maximale Kontraktionsgeschwindigkeit der Muskeln kann von entscheidender Bedeutung sein, damit man sich abfangen kann, wenn man stolpert oder ausrutscht. Leider geht diese konditionelle Eigenschaft besonders früh verloren, wenn sie nicht trainiert wird. Dadurch erhöht sich das Risiko für Stürze und Verletzungen. Zum Glück wird diese Facette der Schnelligkeit bei Koordinationsübungen mit sensomotorischen Geräten wie den oben beschriebenen gleich mittrainiert.

Das **Dehnen** ist besonders wichtig für alle Menschen, die in sitzenden Berufen arbeiten. Vor allem die Muskeln der Gelenke, die beim Sitzen zum Beispiel am Schreibtisch stundenlang gebeugt sind (Ellenbogen, Hüfte und Kniegelenke), neigen zur Verkürzung. Muskelverkürzungen erhöhen das Risiko von Muskelschmerzen und -verletzungen.

AUSGLEICH DURCH YOGA

Das Grundbedürfnis nach Bewegung kann mit einer regelmäßigen Yogapraxis unmittelbar befriedigt werden. Dies gilt zumindest in Hinblick auf drei der fünf konditionellen Grundbedürfnisse: Die ungewöhnlichen Positionen der Asanas sind eine koordinative Herausforderung. Das Halten der Positionen stellt ein isometrisches Krafttraining dar und in einen ausgewogenen Übungszyklus können Sie so gut wie jeden Muskel des Körpers einbeziehen. Außerdem helfen viele Stellungen dabei, Muskeln zu dehnen, die im Alltag viel zu kurz kommen. So sind etwa die großen Schrittstellungen der perfekte Ausgleich für stundenlanges Sitzen. Die Betonung der Aufrichtung oder sanfte Rückbeugen sind ein gutes Gegenmittel für die muskulären Dysbalancen, die durch die Arbeit am Computer im Bereich von Schultergürtel und Halswirbelsäule entstehen.

Joint attention: Gemeinsames Üben vertieft die Erfahrung

Wenn Sie die Gelegenheit haben, in einer Gruppe mit anderen Menschen Yoga zu praktizieren, stellt dies eine besonders wohltuende Form des Gemeinschaftserlebens dar. Die synchrone Aktivität und der gemeinsame Fokus sorgen für ein besonders starkes Resonanzerlebnis, das unser Nervensystem tief befriedigt und es in einen entspannten Zustand versetzt.

Biorhythmen

Der menschliche Organismus orientiert sich an zahlreichen Rhythmen: Jeder Mensch hat einen zirkadianen Schlaf-wach-Rhythmus, der vom Tag-Nacht-Rhythmus der Umgebung synchronisiert wird.
Biologische Frauen haben einen Menstruationszyklus, der bei einigen von den Mondphasen synchronisiert wird, was vor der Erfindung des Kunstlichts womöglich noch bei deutlich mehr Frauen der Fall war.
Bei unseren Vorfahren hatte auch der Jahreszyklus ganz erhebliche Auswirkungen darauf, wie sie ihr Leben gestalteten: Je nach Jahreszeit lagen andere Arbeiten an. Außerdem standen unterschiedliche saisonale Lebensmittel und mal mehr und mal weniger davon zur Verfügung. Im Sommer hielt man sich mehr draußen auf und es wurde mehr gearbeitet, im Winter verlagerte sich das Leben nach drinnen und es gab mehr Zeit, um zu ruhen. Die Übergänge zwischen den verschiedenen Phasen im Jahreskreis wurden durch traditionelle Feste markiert.

WIR VERLIEREN UNSEREN INNEREN RHYTHMUS

Die Industriegesellschaft hat die vielfältigen Rhythmen im menschlichen Leben durch alle möglichen technischen Errungenschaften ausgehebelt:

- *Dank Kunstlicht können wir die Nacht genauso zum Arbeiten und für soziale Aktivitäten nutzen wie den Tag.*
- *Bis zum Jahr 1995 gab es bei den öffentlich-rechtlichen Fernsehsendern eine Sendepause von 2:00 bis 5:45 Uhr. Heute kann man rund um die Uhr schauen, was man will.*
- *Mit Heizungen und Klimaanlagen schützen wir uns vor der Kälte des Winters und der Hitze des Sommers.*
- *Fast jedes Nahrungsmittel steht zu jeder Jahreszeit zur Verfügung, denn es kann vom Produzenten zum Konsumenten um die halbe Welt geschickt werden. Reisen quer durch die Zeitzonen oder von der Nord- auf die Südhalbkugel tun ein Übriges, um unsere chronobiologische Regulation völlig durcheinanderzubringen.*

Wir schlafen immer weniger

Wir schlafen besser, wenn es ruhig und dunkel ist. Nur wenn es richtig dunkel ist, schüttet unser Gehirn normale Mengen des Schlafhormons Melatonin aus. In Städten ist es heutzutage 4 000-mal heller als in unberührter Natur ohne Lichtverschmutzung. Dies geht erwiesenermaßen mit einer Verkürzung der Schlafdauer einher. Allerdings ist nicht nur die Außenbeleuchtung schuld daran: Das kurzwellige blaue Licht, das Bildschirme aller Art verströmen, stört die innere Uhr noch stärker, denn Smartphone oder Tablet sind viel näher an den Augen als die Straßenbeleuchtung.
Die durchschnittliche Schlafdauer bei Erwachsenen beträgt in Deutschland aktuell ungefähr 7 Stunden pro Nacht. Im Vergleich dazu waren es im Jahr 1979 noch 8,5 Stunden! Den durchschnittlichen Bedarf schätzen Schlafforscher auf 8 Stunden. Die meisten Menschen schleppen also ein großes Schlafdefizit mit sich herum.

Unsere Nebennieren geraten unter Druck

Die Nebennieren sind zwei kleine unscheinbare Hormondrüsen, die wie Zipfelmützen auf den oberen Polen der Nieren sitzen. Sie produzieren eine Reihe von Hormonen, unter anderem Cortisol. Es ist ein Hormon mit vielfältigen Wirkungen, das wir brauchen, um körperlich und geistig leistungsfähig zu sein. Cortisol steigt nach dem Aufwachen um 50 bis 150 Prozent an und sollte gegen 20 Uhr wieder auf das Basisniveau abgefallen sein, damit sich die Nebennieren über Nacht erholen können. Wenn wir bis spät in die Nacht hinein aktiv sind – ob wir nun arbeiten, Sport machen oder das Nachtleben genießen –, wird die Regenerationsphase dieser Hormondrüsen verkürzt. Vergleichbar mit der Ermüdung der Bauchspeicheldrüse durch übermäßigen Zuckerkonsum *(Seite 29)* kommt es nach Jahren der Überbeanspruchung zu einem Abfall des Cortisolspiegels. Die Folgen davon sind vielfältig. Auf den nächsten Seiten können Sie prüfen, wie es um Ihre Nebennieren steht *(Seite 50–51)*.

Mehr Licht!

Wenn Sie Ihren Biorhythmus unterstützen möchten, sorgen Sie tagsüber für Tageslicht! Verwenden Sie an Ihrem Arbeitsplatz sogenannte Tageslichtleuchten. So helfen Sie Ihrem Gehirn beim Wachbleiben, Ihren Augen beim Lesen und heben noch dazu Ihre Stimmung. Gehen Sie außerdem nach Möglichkeit mittags wenigstens einmal kurz ins Freie. Denn auch an bedeckten Tagen ist die Lichtintensität draußen viel höher als in optimal beleuchteten Innenräumen.

Wie erschöpft sind Sie?

Die folgenden Fragen helfen Ihnen herauszufinden, ob und in welchem Maße Ihre Nebennieren erschöpft sind. Vergeben Sie für jedes Ja einen Punkt. Bis zu 15 Punkte sind unbedenklich, bei 16 bis 30 Punkten sollten Sie Ihren Lebensstil ändern, bei über 30 Punkten professionelle Hilfe in Anspruch nehmen.

RISIKOFAKTOREN

1. Ich stand für lange Zeit unter so starkem Stress, dass meine Lebensfreude beeinträchtigt war.
2. Ich habe mich selbst bis an den Rand der Erschöpfung angetrieben.
3. Ich habe lange keinen Urlaub mehr gehabt und allgemein wenig Zeit für Erholung.
4. Ich habe wenig Kontrolle über meine Zeit-/Lebensgestaltung.
5. Ich reise häufig inklusive Zeit- und Klimaverschiebungen.
6. Es gab ein oder mehr belastende Lebensereignisse wie Mobbing, Missbrauch, Kündigung, Trennung, Todes- und/oder Krankheitsfälle in der Familie.
7. Ich habe ein Trauma erlitten.
8. Ich treibe keinen Sport.
9. Ich treibe intensiv Sport, häufig erst nach 20 Uhr.
10. Ich hatte wiederholt schwere Infekte.
11. Ich habe eine längere Kortisontherapie hinter mir.
12. Ich habe Fettpölsterchen am Bauch.
13. Ich missbrauche Alkohol/Drogen.
14. Ich habe Typ-2-Diabetes.
15. Ich hatte oder habe eine Essstörung.

SYMPTOME

16. Ich bin weniger belastbar.
17. Ich bin weniger produktiv.
18. Mein Denken ist weniger klar und schnell.
19. Ich halte Zeitdruck schlechter aus.
20. Ich werde leichter nervös.
21. Ich vermeide emotional aufwühlende Situationen so weit wie möglich.
22. Ich habe irrationale Ängste.
23. Mein Magen reagiert auf Stress.
24. Mein Interesse an Sex hat nachgelassen.
25. Wenn ich schnell aufstehe, wird mir schwindelig.
26. Wenn ich länger stehe, habe ich das Gefühl, gleich ohnmächtig zu werden.
27. Ich bin ständig müde und mein Schlaf ist nicht erholsam.

28. Ich fühle mich nie richtig wohl.
29. Meine Knöchel schwellen leicht an, im Tagesverlauf zunehmend.
30. Nach einer stressigen Situation muss ich mich ausruhen.
31. Meine Muskeln sind nicht mehr so kräftig wie früher.
32. Meine Beine sind unruhig.
33. Wenn ich mich kratze, sieht man dort für über eine Minute eine weiße Linie.
34. Ich habe unregelmäßige Pigmentflecken im Gesicht und am Hals.
35. Ich erlebe plötzliche Zustände völliger Energielosigkeit (»Akku-leer-Gefühl«).
36. Mir ist häufig kalt.
37. Ich kann Kälte nicht gut aushalten.
38. Ich habe häufig Kopfschmerzen ohne klare medizinische Diagnose.
39. Mein Blutdruck ist niedrig.
40. Bei Stress bekomme ich Heißhunger.
41. Ich habe ungewollt Gewicht verloren.
42. Ich bin hoffnungslos und verzweifelt.
43. Ich rege mich wegen Kleinigkeiten auf.
44. Ich habe oft geschwollene Lymphknoten.
45. Mir ist häufig ohne Grund übel.
46. Ich ermüde schnell.
47. Ich muss mich ständig antreiben, um mein Tagespensum zu bewältigen.
48. Da ist ein Schmerz in der Rückenmitte.
49. Frauen: Ich habe verstärkt PMS.
50. Ich fühle mich besser, wenn ich mich tagsüber einmal hinlegen kann.
51. Ich werde schlecht wach, vor 10 Uhr morgens komme ich nicht in die Gänge.
52. Erst in der zweiten Tageshälfte bin ich voll einsatzfähig.
53. Ich habe ein ausgeprägtes Nachmittagstief zwischen 15 und 17 Uhr.
54. Spätabends arbeite ich am besten.
55. Ich bin schon um 21 Uhr müde, komme aber nicht ins Bett.
56. Ich schlafe gern aus.
57. Am erholsamsten schlafe ich morgens von 7 bis 9 Uhr.
58. Ich habe oft wochenlange Erkältungen.
59. Ich habe oft juckende Hautausschläge.
60. Ich habe mehrere bekannte Allergien.
61. Die Allergien haben sich verschlechtert.
62. Ich habe mehrere Unverträglichkeiten von Nahrungsmitteln und Medikamenten.
63. Ich habe geschwollene Augenlider.
64. Ich habe gerötete Handballen und Fingerbeeren.
65. Ich neige zu blauen Flecken.
66. Ich fühle mich schlecht, wenn ich eine Mahlzeit auslasse.
67. Ich brauche morgens Kaffee oder Tee.
68. Ich bin gierig auf Süßes.
69. Ich bin gierig auf Salz und Fett (Chips).
70. Kaliumreiches Obst wie Orangen und Bananen vertrage ich schlecht.

Kohärenz

Der Mensch hat nicht nur emotionale und körperliche Bedürfnisse, sondern wir sind auch geistige Wesen mit einer großen spirituellen Sehnsucht.
Der Begriff der Kohärenz wurde zunächst in der Psychiatrie für die Beurteilung formaler Denkabläufe verwendet. In diesem Zusammenhang bedeutet kohärent, dass ein Gedankengang in sich logisch, zusammenhängend und nachvollziehbar ist.

DAS BEDÜRFNIS NACH EINEM SINN

Der israelisch-amerikanische Soziologieprofessor Aaron Antonovsky (1923–1994) beschäftigte sich in den 1960er-Jahren intensiv mit Überlebenden des Holocaust. Er verlieh dem Begriff der Kohärenz eine neue Bedeutungsebene. Bei seinen Forschungen interessierten ihn besonders die Personen, die sich trotz der schweren Traumatisierung in einem mental guten Zustand befanden. Er entdeckte bei ihnen die folgenden drei wichtigen Übereinstimmungen:

~ *das Gefühl, die Zusammenhänge des Lebens zu verstehen (Verstehbarkeit)*
~ *die Überzeugung, trotz allem das eigene Leben gestalten zu können (Handhabbarkeit)*
~ *den Glauben daran, dass das Leben einen Sinn hat (Sinnhaftigkeit)*

Was die immense Bedeutung des Sinnerlebens angeht, war er sich mit dem Wiener Psychiater und Arztphilosophen Viktor E. Frankl (1905–1997) einig, der den Holocaust selbst erlebt und überlebt hatte. Frankl entwickelte später auf dem Hintergrund seiner Erfahrungen eine sinnzentrierte Form der Psychotherapie. Er nannte sie Logotherapie und Existenzanalyse und sagte: »Sinn kann nicht gegeben werden, sondern muss gefunden werden.«
Schlägt man im Wörterbuch nach, wird die Bedeutung des Wortes »kohärent« als »zusammenhängend, verbunden mit, einheitlich« angegeben. Genau hier lässt sich ansetzen und der Bogen zum Yoga schlagen, denn die Übersetzung des Sanskritbegriffs *yoga* lautet »zusammenbinden, anjochen«. So wie das Joch den Ochsen und den Pflug zu einer Einheit zusammenschließt, verbindet Yoga Körper und Geist und stärkt auf diese Weise unser Kohärenzgefühl.

DAS BEDÜRFNIS NACH GERECHTIGKEIT

Im Zusammenleben der Menschen ist die Gerechtigkeit ein extrem wichtiges Prinzip. Sie bildet das Fundament jedes friedlichen Zusammenlebens. Leider wird schon seit der Antike über die Frage gestritten, welches Prinzip die beste Grundlage für eine gerechte Verteilung ist:

- *Jeder bekommt das Gleiche.*
- *Jeder bekommt das, was seiner Leistung entspricht.*
- *Jeder erhält einen Anteil gemäß seiner Bedürftigkeit.*

Diese unterschiedlichen Auffassungen sind der Ausgangspunkt vieler Konflikte in Familien, Unternehmen und letztlich der gesamten Gesellschaft.
Interessanterweise ist die Belastbarkeit von Menschen stark davon abhängig, ob sie das Gefühl haben, dass zum einen die Lasten gerecht verteilt sind und sich zum anderen die Belastung sowie die dafür gewährte Anerkennung oder Entlohnung die Waage halten. Wenn Menschen in einen Burn-out rutschen, ist oft eine sogenannte Gratifikationskrise der Auslöser dafür. Das bedeutet, dass sie in der Erwartung einer bestimmten Belohnung wie eines Lobs, einer guten Note, einer Bonuszahlung oder einer Beförderung besonders lange durchgehalten haben. Bleibt die erhoffte Belohnung am Ende aus, brechen sie daraufhin zusammen.

DAS BEDÜRFNIS NACH SELBSTBESTIMMUNG

Die Freiheit, über unser Leben selbst zu bestimmen, ist ein Menschenrecht. Sie ist sogar in unserer Verfassung verankert. Selbst gewählte Aufgaben werden daher selten als Last empfunden, im Gegensatz zu Verpflichtungen, die uns »von außen« auferlegt werden. Wenn Sie Yoga zu einem weiteren Punkt auf Ihrer To-do-Liste und zu einem Muss machen, wird die Integration in Ihr Leben kaum gelingen. Wenn Sie es als zutiefst selbstbestimmt erleben, sich die Zeit für Ihre Yogapraxis nehmen zu können, werden Sie sie lieben lernen.

So finden Sie mehr Zeit für sich!

Viele Menschen äußern in Umfragen den Wunsch, weniger Zeit mit der Nutzung ihres Smartphones zu verbringen. Die durchschnittliche Nutzungsdauer ist von 99 Minuten im Jahr 2019 auf 150 Minuten im Jahr 2024 angewachsen. Kein Wunder: Apps, Spiele und Newsseiten werden von den Herstellern in Kenntnis verschiedener neuropsychologischer Mechanismen gezielt so gestaltet, dass sie die Aufmerksamkeit der Nutzerinnen und Nutzer möglichst lange fesseln. Wenn es Ihnen nur schwer gelingt, sich diesem Sog zu entziehen, sollten Sie sich mit den Einstellungen Ihres Geräts vertraut machen. Mein Tipp: Sowohl auf einem Android-Smartphone als auch auf einem iPhone gibt es vorinstallierte Tools, mit denen Sie die Nutzung bestimmter Apps zeitlich limitieren können. Eine solche Begrenzung ist nicht nur für Kinder hilfreich!

Die Grenzen der Belastbarkeit

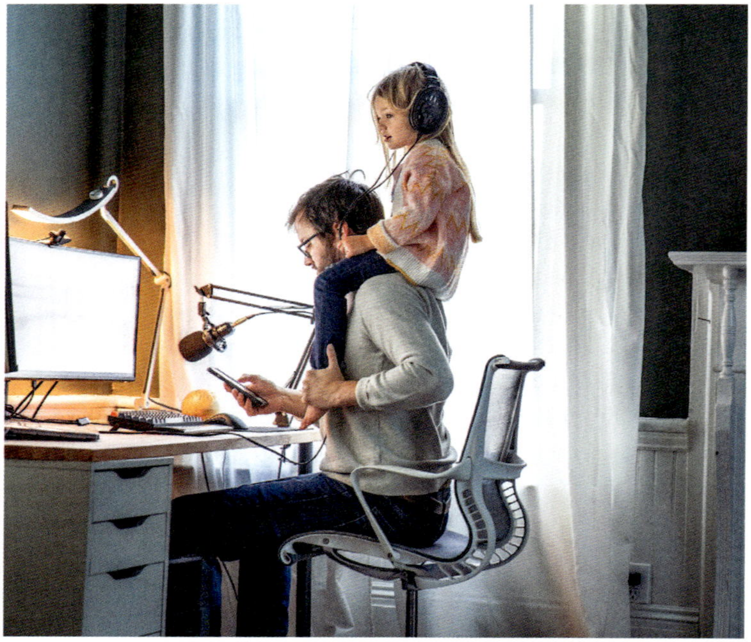

Wahrscheinlich ist es Ihnen beim Lesen bereits aufgefallen: All das, was nötig ist, um die im letzten Kapitel beschriebenen menschlichen Grundbedürfnisse zu befriedigen, wie es für unser Wohlbefinden unabdingbar ist, kostet kein Geld. Es kostet lediglich Zeit.

Immerwährendes Wirtschaftswachstum?

Wir leben im größten materiellen Wohlstand, seit es Menschen auf der Erde gibt, doch Zeit ist zur absoluten Mangelware geworden. Warum? Genau deswegen! Ständiges Wachstum ist der Dreh- und Angelpunkt des Kapitalismus. Aber die Zeit, die einem Menschen am Tag zur Verfügung steht, ist endlich: Jeder Tag hat 24 Stunden. Leider kann der wirtschaftliche Wachstumsmotor, der die Grundlage unseres Sozialversicherungssystems bildet, nur dann am Laufen gehalten werden, wenn immer mehr produziert und auch immer mehr konsumiert wird. Die Konsequenz davon ist, dass die Menschen immer mehr Aktionen, Unternehmungen und Erlebnisse in ihre Tage hineinpacken.

Bereits im Jahr 1972 veröffentlichte eine interdisziplinäre Gruppe von Wissenschaftlern, der sogenannte Club of Rome, ein Buch mit dem Titel *Die Grenzen des Wachstums*, in dem es ihnen allerdings in erster Linie um die Folgen für die Umwelt ging. Bis heute gibt es kein ökonomisches Modell, wie wir aus der Wachstumsspirale aussteigen können, deren Folgen für Mensch und Natur immer schwerer zu verkraften sind, ohne die Industriegesellschaften zu destabilisieren. Die Auswirkungen des wirtschaftlichen Einbruchs durch die Coronapandemie und der Energiekrise infolge des Ukrainekriegs führen dies klar vor Augen.

Wenn Sie spüren, dass Sie Gefahr laufen, infolge der zunehmenden Beschleunigung krank zu werden, müssen Sie dringend wieder Raum für die Pausen schaffen, die der Vagusnerv braucht, um für die Regeneration des Körpers sorgen zu können.

VERARMUNGSANGST

Leider gibt es eine Reihe von tief verwurzelten sozialpsychologischen Mechanismen, die es dem Einzelnen erschweren, die Maxime »weniger ist mehr« von der Floskel zur gelebten Realität zu machen.

Kehren wir noch einmal zu den von Remo H. Largo formulierten Grundbedürfnissen zurück *(Seite 33)*. Eines davon ist die existenzielle Sicherheit. In unserer stark arbeitsteiligen Gesellschaft dient Geld dazu, unsere Existenz zu sichern. Da wir wissen, dass wir im Alter nicht mehr arbeiten können, müssen wir einen »Vorrat« anlegen, indem wir Rentenansprüche erwerben und Vermögen aufbauen sowie im Optimalfall eine Immobilie erwerben, um ein eigenes Dach über dem Kopf zu haben. Da wir freilich nicht wissen, wie lange wir leben werden, wie teuer Lebensmittel, Energie und Wohnen in Zukunft werden, können wir nicht zuverlässig kalkulieren, wie groß dieser Vorrat sein muss.

Über 60 Prozent der Deutschen äußerten im

Jahr 2023 die Befürchtung, dass das Wohnen in Deutschland unbezahlbar werden könnte und sie die steigenden Lebenshaltungskosten nicht mehr bewältigen könnten. Viele von uns tragen zudem eine transgenerationale Bürde: Durch die Weltkriege im 20. Jahrhundert und die Weltwirtschaftskrise dazwischen wurden viele Existenzen vernichtet. Hinter der Angst, nicht genügend Geld »auf der hohen Kante« zu haben, steht daher letzten Endes die Angst vor dem Verhungern. So bleiben viele Menschen in einem Job oder gehen einer Arbeit nach, die ihrem Lebensglück und ihrer Gesundheit abträglich ist.

WOHLSTANDSKONKURRENZ

Ein weiteres Grundbedürfnis ist das Bedürfnis nach sozialer Anerkennung. Allerdings wird in den westlichen Industrienationen der Platz in der sozialen Rangordnung schon seit Jahrzehnten nicht mehr in erster Linie durch Körperkraft, Intelligenz oder andere persönliche Kompetenzen bestimmt. Vielmehr zählen das finanzielle Vermögen und die Statussymbole, die man mit Geld kaufen kann. Die Folge davon ist ein Phänomen, das die Soziologen mit dem Begriff Wohlstandskonkurrenz bezeichnen.

In Zeiten von Instagram & Co ist es nicht einfach, sich von dieser Bewertung anhand von Äußerlichkeiten frei zu machen. Aber je besser es Ihnen gelingt, durch eine regelmäßige Yogapraxis eine positive körperliche Ausstrahlung zu entwickeln, desto weniger werden andere Menschen darauf achten, ob Sie Markenkleidung tragen. Suchen Sie sich Freunde, denen Ihre inneren Werte wichtiger sind als Ihre Inneneinrichtung und die wissen, dass Achtsamkeit das Fundament einer guten Beziehung ist.

GEWÖHNUNGSEFFEKT

Und dann wäre da noch der Endowment- oder Besitztumseffekt, der von dem Nobelpreisträger für Wirtschaftswissenschaften Daniel Kahneman (1934–2024) beschrieben wurde. Er wies nach, dass neu eingeführte Privilegien sehr schnell zu einer Selbstverständlichkeit werden und der Versuch, sie wieder abzuschaffen, auf massiven Widerstand trifft.

In diesem Zusammenhang sei auch die sogenannte Verzichtsaversion genannt. Einst war es ein Privileg, ein Auto zu besitzen und Wege nicht aus eigener Kraft zurücklegen zu müssen. Deswegen fällt es vielen Menschen sehr schwer, auf das Auto zu verzichten, selbst wenn es für die Balance zwischen Sympathikus und Parasympathikus deutlich besser wäre, viel öfter das Rad zu nehmen oder zu Fuß zu gehen. Die Diskussion um das eigene Auto hat auch noch eine finanzielle Komponente, denn wer komplett auf das Auto verzichtet, spart viel Geld!

DIE SUCHT, GEBRAUCHT ZU WERDEN

Es ist natürlich nicht immer das Streben nach Wohlstand und Statussymbolen, das dazu führt, dass Menschen zu viel arbeiten und sich vernachlässigen. Eine andere, vor allem unter Frauen verbreitete Version des Strebens nach Anerkennung ist es, sich um andere Menschen zu kümmern. Fürsorge ist etwas Wunderbares und ein unverzichtbarer Bestandteil menschlicher Gemeinschaften. Aber wenn Fürsorge und Selbstfürsorge in keinem gesunden Verhältnis zueinander stehen, ist das problematisch.

Der psychologische Hintergrund ist in vielen Fällen, dass die betreffende Person keine sicheren Bindungserfahrungen machen konnte, weil die Eltern körperlich krank oder psychisch belastet waren und sie sich als heranwachsendes Kind in einer Art Rollenumkehr um die Bedürfnisse ihrer Bezugspersonen kümmern musste. Wenn diese Unterstützung für sie die einzige Quelle der Anerkennung war und die Entfaltung anderer Kompetenzen eher gehemmt als gefördert wurde, ergreifen diese Menschen als Erwachsene oft helfende Berufe. Es kann sogar vorkommen, dass sie über Jahre eine schlechte Bezahlung in Kauf nehmen und wegen chronischen Personalmangels Überstunden leisten, weil ihnen der Dank derjenigen, die sie unterstützen, so wichtig ist. Leider ist dadurch das Risiko sehr groß, dass sie irgendwann einen Burn-out erleiden.

Besonders kritisch sind derartige Konstellationen für Frauen in der Menopause: Die Kinder sind groß, leben aber oft immer noch im »Hotel Mama«, die Eltern werden alt und hilfsbedürftig, der Spiegel des »Kümmerhormons« Progesteron sinkt und die Nebennieren sind erschöpft. Es besteht die Gefahr, dass irgendwann nichts mehr geht (siehe Checkliste *Seite 50–51*).

FOREVER YOUNG?

Ein weiterer Grund für chronische Selbstüberforderung ist das Streben, möglichst lange jugendlich-dynamisch zu wirken. Doch die Realität sieht leider anders aus: Der Höhepunkt der körperlichen Leistungsfähigkeit ist mit 25 Jahren erreicht. In Beruf und Familie können wir das Leistungsniveau lange halten, weil wir den Gipfel der geistigen Leistungsfähigkeit erst mit 40 Jahren erklimmen und danach mit Erfahrung punkten können. Aber spätestens ab 50 wird es schwierig, wenn die Anforderungen der Umgebung gleichermaßen hoch bleiben oder etwa wegen des Fachkräftemangels und der Digitalisierung weiter steigen. Bei Frauen häufen sich in und nach der Menopause Schlafstörungen, der Erholungswert der Nacht nimmt ab und es wird zunehmend anstrengender, das Arbeitspensum zu halten.

Der Zeitmangel und seine Folgen

Halten wir fest: Es ist schwer, sich dem sozialen Sog zu entziehen und aus dem Hamsterrad auszusteigen – ob aus dem einen oder anderen Grund. Dies hat unangenehme Folgen für unsere vegetative Regulation: Der Sympathikus ist häufig zu stark oder über zu lange Zeiträume hinweg aktiv. Wenn wir uns ausgeliefert und hilflos fühlen, kann es zusätzlich dazu auch zu einer Aktivierung des alten parasympathischen Systems kommen. Das neue parasympathische System, das wir für unser Wohlbefinden, für Erholung und Regeneration benötigen, kann dann immer schlechter dagegenhalten.

EINE URSACHE, VIELE AUSWIRKUNGEN

Die Folgen, die das für die Gesundheit hat, sind von Mensch zu Mensch verschieden. Dies liegt an den Eigenschaften komplexer Systeme, denn eine andere Vorgeschichte verursacht eine andere Reaktion *(Seite 13)*. In der modernen Psychosomatik spricht man hier vom Diathese-Stress-Modell. Unter Diathese versteht man die Anfälligkeit für eine bestimmte Krankheit. Diese kann genetisch oder durch die psychosoziale Lerngeschichte bedingt sein. Man könnte sagen, die Diathese ist eine Art »Sollbruchstelle« im System. Wird der Druck zu hoch, entsteht genau in diesem Bereich ein Symptom.
Für die Art der Symptombildung kann es auch eine Rolle spielen, welches essenzielle Bedürfnis wir am stärksten vernachlässigen oder was wir tun, um die Folgen dieser Vernachlässigung zu kompensieren. Leider wählen die Betroffenen oft Lösungen, die zwar kurzfristig eine gewisse Wirkung zeigen, aber langfristig eine noch stärkere Dysregulation zur Folge haben.

BEISPIELHAFTE TEUFELSKREISE

Nehmen wir als erstes Beispiel das Thema Schlafmangel *(Seite 49)*. Ein typischer Lösungsversuch, wenn uns nachmittags im Büro die Augen zufallen, besteht darin, Kaffee als Muntermacher einzusetzen. Allerdings kann die Wirkung des Koffeins bis in den Abend hinein anhalten, sodass wir nicht müde sind, wenn wir eigentlich zu Bett gehen müssten, um ausreichend Schlaf zu bekommen. Oft versuchen wir dann, Alkohol zur Entspannung einzusetzen. Allerdings können die Folgen des Alkoholkonsums bis in den nächsten Tag hineinreichen, sodass wir dann noch mehr Kaffee brauchen. In Berufen mit hohen Leistungsanforderungen kommt es immer häufiger vor, dass Menschen sogar noch stärkere Drogen nehmen, um mithalten zu können und die gewünschten Karriereziele zu erreichen.

Als zweites Beispiel soll der Bewegungsmangel dienen *(Seite 46–47)*. Durch einen Bewegungsmangel kann es zunächst zu muskulären Dysbalancen im Körper kommen. Dieses Ungleichgewicht macht uns wiederum anfälliger dafür, dass wir uns leichter einen Hexenschuss holen, wenn wir es doch mal mit etwas Gymnastik versuchen. Unser Lösungsversuch sieht dann erst einmal so aus, dass wir uns schonen. Leider verlieren wir dadurch noch mehr die Lust an der Bewegung. Die Folge: Kraft und Kondition nehmen weiter ab, das Gewicht geht nach oben, die Verschleißerscheinungen an Bandscheiben und Gelenken nehmen zu.

DIE ESKALATIONSSTUFEN DER DYSREGULATION

Es liegt in der Logik des Regulationssystems, dass es nicht ohne Folgen bleiben kann, wenn wir unsere Bedürfnisse so stark vernachlässigen, dass wir den homöostatischen Korridor verlassen oder unserem Körper durch ungünstige Kompensationsmechanismen wie die oben beschriebenen noch zusätzlichen Schaden zufügen.

Eskalationsstufe eins: Befindlichkeitsstörungen

Mit diesem Begriff ist gemeint, dass wir uns körperlich oder psychisch nicht wohlfühlen, uns aber gleichzeitig voll und ganz bewusst sind, dass wir nicht krank sind. Wir bemerken erste leichte Symptome: Wir sind verspannt und es zwickt hier und dort. Das Herz stolpert ab und zu oder der Magen grummelt. Wir sind schlecht gelaunt oder nervös. Wir schlafen nicht mehr so leicht ein und nicht mehr zuverlässig durch. Dennoch sind wir im Beruf und in anderen Rollen, die wir ausfüllen, noch ausreichend leistungsfähig und haben nicht das Bedürfnis, uns professionelle Hilfe zu holen.

Eskalationsstufe zwei: Funktionelle Erkrankungen

Auf dieser Stufe werden Symptome im Herz-Kreislauf-Bereich, im Bauchbereich, Kopfschmerzen oder Schmerzen des Bewegungsapparats so hartnäckig und/oder gelegentlich so heftig, dass sie uns allmählich beunruhigen und uns vereinzelt sogar schachmatt setzen. Wenn wir daraufhin einen Arzt oder eine Ärztin aufsuchen, sind die Ergebnisse aller Untersuchungen unauffällig. Deswegen sagt er oder sie: »Ihnen fehlt nichts!« Dies ist ein tragischer Irrtum, denn der Körper versucht verzweifelt, uns klarzumachen, dass sehr wohl etwas fehlt. Wir verstehen ihn nur leider nicht. An einzelnen Tagen sind wir so niedergeschlagen oder ängstlich, dass dies beginnt, unser Verhalten im Sinne eines sozialen Rückzugs oder Vermeidungsverhaltens zu beeinflussen.

Eskalationsstufe drei: Somatische Erkrankungen

Körperliche Erkrankungen, bei deren Entstehung psychische Belastungen und Verhaltensfaktoren eine große Rolle spielen, sind unter anderem:

- *Übergewicht*
- *Bluthochdruck*
- *koronare Herzerkrankung*
- *Typ-2-Diabetes*
- *Asthma*
- *Magengeschwüre*
- *entzündliche Darmerkrankungen*
- *rheumatische Erkrankungen*
- *Bandscheibenprobleme*
- *Bruxismus (Zähneknirschen)*
- *Migräne*

Die folgenden körperlichen Beschwerden nehmen unter den somatischen Erkrankungen eine gewisse Sonderstellung ein. Bei diesen Erkrankungen kann es sehr schwierig sein, klar zu trennen, inwieweit sie organischer Natur sind und welcher Anteil durch psychische Dynamiken verursacht wird:

- *Schwindel*
- *Tinnitus*
- *Erschöpfung*

Eine weitere Variante der dritten Eskalationsstufe der Dysregulation sind:

- *schwere depressive Episoden*
- *Angst- oder Zwangsstörungen*
- *Essstörungen*

DEN FUNKEN VOR DER FLAMME SEHEN

Ein buddhistisches Zitat besagt, Meditation könne helfen, »den Funken vor der Flamme« zu sehen. Es spielt darauf an, dass wir bereits auf die frühen Eskalationsstufen reagieren sollten. Denn manchmal sorgt erst ein schwerer Unfall dafür, dass sich jemand einer unerträglichen Überlastungssituation entziehen kann. Derartige Unfälle passieren meist in ganz alltäglichen Situationen, weil die Betroffenen völlig übermüdet oder mit den Gedanken ganz woanders sind.

Während meiner langjährigen Arbeit in der Rehabilitationsmedizin habe ich die Erfahrung gemacht, dass es in der Zeit vor einer Verletzung, die einen Aufenthalt in einer Rehaklinik nach sich zog, eine Art Prodromal- oder Vorläuferphase gab. Auf Nachfrage berichteten fast alle Patienten, dass es davor mehrere kleine Verletzungen gegeben habe, die keiner ärztlichen Versorgung bedurft hätten. Oder sie sagten, sie hätten eine Häufung von Fehlleistungen beobachtet und zum Beispiel den Schlüssel verlegt, die Herdplatte angelassen, einen wichtigen Termin vergessen oder sie seien mit dem Auto bei Rot über eine Kreuzung gefahren. Da gibt es viele Varianten. Manchmal erzählen sie auch, dass wichtige Gegenstände zu Schaden gekommen seien und sie zum Beispiel beim Einparken das Auto angeschrammt oder das Smartphone fallen gelassen und das Display zerstört hätten. Nehmen Sie solche Warnsignale bitte sehr ernst und versuchen Sie unbedingt, sich eine Auszeit zu gönnen!

VULNERABILITÄT – AUF DIE KINDHEIT KOMMT ES AN

Der Fachbegriff der Vulnerabilität (»Verwundbarkeit, Verletzbarkeit«) bezeichnet einen Zustand, in dem das Risiko einer Person oder einer Personengruppe erhöht ist, psychische oder körperliche Krankheiten oder Verhaltensprobleme zu entwickeln. Eine hohe Vulnerabilität ist also gleichbedeutend mit einer geringen Stressresistenz. Meist sind dafür die Umstände in den ersten Lebensjahren verantwortlich.

Die bedeutendste Studie zu diesem Thema wurde im Jahr 1998 in den USA veröffentlicht. In Fachkreisen wird sie als ACE-Studie bezeichnet. Diese Abkürzung steht für den Begriff *adverse childhood experiences* und für die Studie wurden 17 000 Personen zu schwierigen Erfahrungen in ihrer Kindheit befragt. Der Fragebogen umfasste zehn Bereiche (körperliche/emotionale Vernachlässigung, körperliche/emotionale Misshandlung, sexueller Missbrauch, Trennung der Eltern, psychische Erkrankung/Suchtmittelgebrauch oder Gewalttätigkeit von Eltern oder anderen Haushaltsmitgliedern, inhaftiertes Haushaltsmitglied). Nur 10,5 Prozent der Teilnehmenden konnten alle Fragen verneinen, 52 Prozent beantworteten eine Frage mit Ja, 25 Prozent sammelten 2 bis 3 Punkte und 12,5 Prozent waren von vier oder mehr belastenden Erfahrungen betroffen.

Die Studie zeigte eine klare Beziehung zwischen Dosis und Wirkung: Je mehr problematische Kindheitserfahrungen, desto höher die Wahrscheinlichkeit für gesundheitliches Risikoverhalten wie Rauchen oder Übergewicht und desto häufiger traten psychische und körperliche Erkrankungen auf. Bei Personen mit 4 ACE-Punkten oder mehr war das Risiko für eine Krebserkrankung 1,9-fach, für einen Schlaganfall 2,4-fach, für eine Depression 4,6-fach und für einen Suizidversuch sogar 12,2-fach erhöht.

Die größte Überraschung für die Forscher war, dass nicht die körperliche Misshandlung oder der sexuelle Missbrauch, sondern die emotionale Misshandlung den stärksten negativen Einfluss auf die Gesundheit hatte. Kinder, die regelmäßig von Erwachsenen beschimpft, beleidigt, erniedrigt oder gedemütigt wurden, litten am schwersten an den Folgen dieser schlimmen Erfahrungen. Trotz dieser wissenschaftlich gesicherten Datenbasis gibt es bis heute keine diagnostische Kategorie für die langfristigen Auswirkungen belastender Kindheitsereignisse, was eine Anerkennung zum Beispiel im Rahmen einer vorzeitigen Berentung erschwert.

Die Heilkraft des Yoga

Ursprünglich hatte sich Yoga nicht als Therapiemethode, sondern als spiritueller Übungsweg entwickelt *(Seite 41)*. Dass die Yogapraxis auch viele positive Wirkungen auf den Körper und die Psyche haben kann, ist seit Jahren bekannt und wird durch immer neue Studien untermauert.

DIE CHANCEN: WAS YOGA KANN

Yoga kann Verspannungen und Schmerzen lindern, den Blutdruck senken und bei depressiven Menschen die Stimmung heben. In einer Studie mit Personen, die einen demenzkranken Angehörigen pflegten, wurde nachgewiesen, dass schon eine Übungszeit von 15 Minuten am Tag den allgemeinen Gesundheitszustand spürbar verbessert.
Der Traumaexperte Bessel van der Kolk erforschte in seinem Therapiezentrum, ob Menschen mit einer posttraumatischen Belastungsstörung von Yoga profitieren können. Seine Erfahrungen waren sehr positiv. Betroffene leiden zum Beispiel oft unter dissoziativen Störungen, das heißt, die Wahrnehmung des eigenen Körpers ist heruntergedimmt oder so gut wie abgeschaltet. Dies kann ein hilfreicher Überlebensmechanismus sein, wenn eine Person immer wieder körperliche oder sexuelle Misshandlungen ertragen musste. Allerdings kann es auch noch Jahre nach der Traumatisierung eine wirksame Selbstfürsorge behindern. Die Betroffenen stecken oft noch lange in der traumatischen Erfahrung fest. Yoga kann ihnen helfen, ins Hier und Jetzt zu kommen und den Körper neu als eine Quelle von positiven Empfindungen kennenzulernen. Insbesondere Atemübungen können sie dabei unterstützen, den neuen Vagus zu aktivieren und unwillkürliche Erregungszustände zu dämpfen, wenn sie getriggert wurden.
Inzwischen gibt es spezielle Ausbildungen für Kursleiterinnen, die lernen wollen, ihren Yogaunterricht nach den erforschten Prinzipen »traumasensibel« zu gestalten. (Einen Literaturtipp zum traumasensiblen Yoga finden Sie auf *Seite 170*.)

DIE RISIKEN: HIER IST VORSICHT GEBOTEN

Aber Yoga kann auch unerwünschte Nebenwirkungen entfalten. Dies gilt besonders, wenn sich die Übenden nicht klarmachen: Die klassischen Yogastellungen wie Kobra, Herabschauender Hund, Kopf- und Schulterstand und viele weitere Asanas, die auf den Titeln fast aller Yogabücher oder Yogazeitschriften zu finden sind, erfordern eine Beweglichkeit, über die in Mitteleuropa die allerwenigsten Menschen verfügen. Kaum einer weiß, welche Faktoren dazu beitragen:

Nur wer über einen leptosomen Körpertyp verfügt *(Seite 32)*, ein eher weiches Bindegewebe und darüber hinaus noch einen steilen Schenkelhals und eine Hüftdysplasie hat, kann mühelos im Lotussitz sitzen oder in den Spagat gehen.
Meist sind es Personen mit genau diesen konstitutionellen Merkmalen, die sich zu Yogalehrerinnen oder -lehrern ausbilden lassen und dann in ihren Kursen den Teilnehmenden Übungen vorführen, die diese nicht gefahrlos nachmachen können.
Bei falschem Ehrgeiz und Perfektionismus sind vor allem die Bandscheiben in der Halswirbelsäule und der unteren Lendenwirbelsäule sowie die Hüft- und Kniegelenke gefährdet. Des Weiteren kann es im Bereich von Schulter- und Handgelenken zu Überlastungssymptomen kommen.

DAS ZIEL DER YOGAPRAXIS: ACHTSAMKEIT

Im Grunde ist es nicht die Akrobatik, sondern die Achtsamkeit, die eine Yogapraxis so wertvoll macht und von einer ganz normalen, auf den Körper beschränkten Gymnastik unterscheidet. Oder wie Yogi Jigar Gor sagte: »Beim Yoga geht es nicht darum, seine Zehen berühren zu können, sondern darum, was du auf dem Weg nach unten lernst.«
Damit Yoga seine positiven Wirkungen für Körper und Geist entfalten kann, sollten beim Üben vor allem die folgenden, nicht in erster Linie körperlichen Ziele im Vordergrund stehen:

- *Verbesserung der Konzentration und der Präsenz im gegenwärtigen Moment*
- *Förderung der Selbstwahrnehmung, insbesondere der eigenen Gefühle*
- *Stärkung der Selbstregulation*
- *Entwicklung stabiler Rhythmen*
- *Verbesserung der Selbstwirksamkeitsüberzeugungen*
- *Erkennen von Wahlmöglichkeiten*
- *effektive Selbstfürsorge*
- *Förderung der Fähigkeit zur Resonanz und zu positiven Interaktionen mit anderen Menschen*

Die Hauptsache ist, dass Sie **fühlen**, was in Ihrem Inneren geschieht. Dann wird Ihr Vagusnerv lebendig und aktiv!

Lernen Sie unter fachkundiger Anleitung!

Grundsätzlich, aber ganz besonders für Menschen, die erst im mittleren oder höheren Lebensalter auf die Idee kommen, mit einer Yogapraxis zu starten, gilt: Gehen Sie es vorsichtig an und beginnen Sie mit dem Üben nicht im Selbststudium, sondern stets unter der Anleitung einer gut ausgebildeten und erfahrenen Lehrkraft.

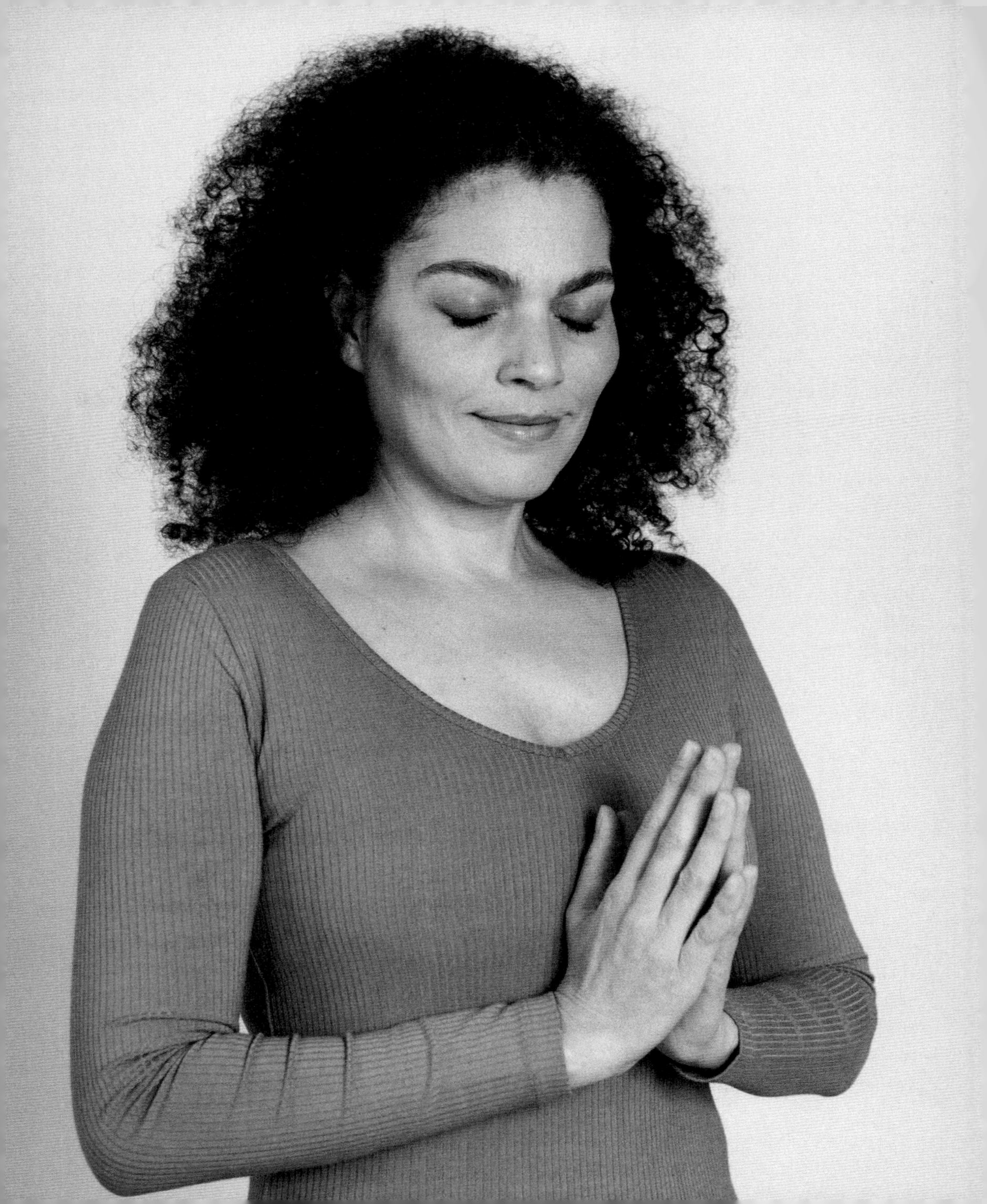

Yoga für den Vagusnerv

Sich wohlzufühlen beginnt damit, dass man sich fühlt – bei einer Übungspraxis, die Körper und Geist wohltut.

Die Grundlagen der Praxis

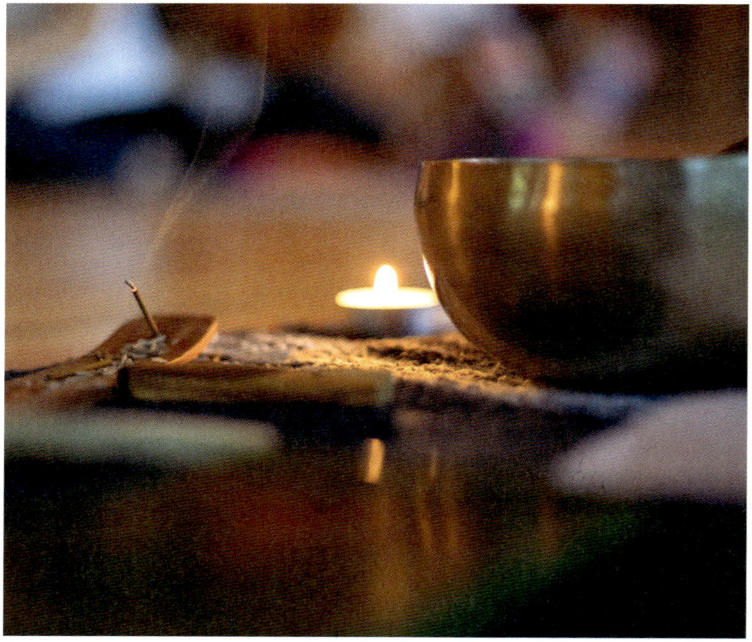

Was unterscheidet eine Yogapraxis von Heilgymnastik, von Sport oder gar Akrobatik? Hier und heute wird Yoga üblicherweise nicht mehr in Ashrams (»Orten spiritueller Praxis«) vermittelt, sondern häufig in Fitnessstudios, Volkshochschulen, Hotels und Wellnessoasen. Durch den Fokus auf den körperlichen Aspekt geht der spirituelle, ganzheitliche Charakter einer klassischen Yogapraxis mehr und mehr verloren.

Klassisches Yoga, moderne Varianten

Die Grenzen verschwimmen und es werden diverse Crossover-Varianten angeboten. Da gibt es WOYO, eine Mischung aus Workout und Yoga, bei dem die Muskelkräftigung sowie die Verbesserung von Haltung und Flexibilität im Vordergrund stehen. Geistige Entspannung wird als Dreingabe versprochen. Es gibt Yogilates, eine Mischung aus Yoga und Pilates. Und es gibt Acroyoga, eine Mischung aus Akrobatik und Yoga – und vieles andere mehr.
Ein solches Training hat dann manchmal mehr mit Selbstoptimierung als mit Selbstfürsorge zu tun, wobei es im Einzelfall sehr schwierig sein kann zu erkennen, wo das eine aufhört und das andere anfängt; ob es um die Außenwirkung oder um die innere Befindlichkeit geht.

DIE DREI YOGAGRUNDSÄTZE PATANJALIS

Kehren wir noch einmal zum *Yogasutra des Patanjali*, zu den Wurzeln des Yoga zurück. Er formulierte die folgenden drei Grundsätze für die Yogapraxis:

- *Regelmäßigkeit*
- *Absichtslosigkeit*
- *Ruhe finden in der Form, die der menschlichen Natur entspricht*

Um noch präziser zu sein: Er verwendet das Sanskritwort *abhyāsa*, das auch mit »beharrliches Üben« übersetzt werden könnte. Der zweite Begriff lautet *vairāgya* und bedeutet so viel wie »ohne Verlangen, Gier oder Anhaftung«. Absichtslos ist nicht gleichzusetzen mit ziellos. Aber beim Yoga gibt es keine Trainingspläne, mit denen in einer bestimmten Zeit mit einer bestimmten Zahl von Übungseinheiten ein bestimmtes Ziel erreicht werden soll.
Patanjali nennt in seinem Yogaleitfaden keinerlei Ziele in Hinblick auf die körperliche Verfassung der Übenden. Das einzige von ihm benannte Ziel ist geistiger Natur: das »Zurruhebringen der Bewegungen des Geistes« (siehe Zitat *Seite 6*). Man muss also nicht schlank, flexibel, kräftig und mit einer guten Koordination ausgestattet sein, um Yoga in einer Weise praktizieren zu können, die zutiefst heilsam, befriedigend und emotional befreiend ist – auch wenn die biegsamen, sportlichen Menschen, die meist auf den Covern von Yogabüchern oder Yogamagazinen abgebildet sind, diesen Anschein erwecken. Jeder Mensch kann lernen, Yoga so zu praktizieren, wie es seiner individuellen Konstitution entspricht und ihm guttut.

Die inneren Rhythmen stärken

Es ist eine gewisse Paradoxie, wenn man einen Ratgeber liest, dessen Titel den Leserinnen und Lesern verspricht, dass sie damit lernen können, ihren Vagusnerv zu stärken und das Vegetativum besser zu regulieren. Wenn es dann nach viel Theorie endlich an die Praxis geht, wird »Absichtslosigkeit« empfohlen und es kommen unpräzise Ansagen wie: »Suchen Sie Ruhe in einer Form, die der menschlichen Natur entspricht.«
Wie also sieht eine Yogapraxis konkret aus, die der menschlichen Natur entspricht und hilft, die Bewegungen des Geistes zur Ruhe zu bringen?

DIE MACHT DER RITUALE

Der Mensch hat eine große Sehnsucht nach Ritualen. In jeder Kultur dieser Welt haben sich Rituale entwickelt, das heißt Handlungsabfolgen, die regelmäßig wiederkehren; die einerseits vorhersehbar sind und andererseits als etwas Besonderes erlebt werden; die Distanz zum Alltag schaffen und über die Banalität des alltäglichen Klein-Kleins hinausweisen. Wenn man sie in der Gemeinschaft vollzieht, stärken Rituale zudem das früher überlebenswichtige Gruppengefühl.
Rituale markieren zeitliche Übergänge wie den Übergang von Tag und Nacht, den Ablauf einer Woche, den Wechsel der Jahreszeiten. Sie markieren aber auch die entscheidenden Übergänge im Lebenszyklus: Geburt, Erwachsenwerden, die Entscheidung für eine Lebenspartnerin oder einen Lebenspartner, Jahrestage und vieles mehr – und nicht zuletzt das Sterben. Rituale geben Halt und Verhaltenssicherheit.

YOGAPRAXIS ALS RITUAL

Wenn Sie aus dem Üben ein geliebtes Ritual machen, stellt sich die Regelmäßigkeit wie von selbst ein. Dann und nur dann ist es kein lästiges To-do, das Sie irgendwie im ohnehin schon viel zu vollen Alltag unterbringen müssen. Das Üben wird vielmehr zu einer Pause von Pflicht und Alltagslast.
Wählen Sie deshalb eine bestimmte Zeit im Tages- oder Wochenablauf für Ihre Übungspraxis. Besonders gut eignen sich die Übergangszeiten: morgens zwischen Nachtruhe und Tagesaktivität, am frühen Abend am Übergang vom »Pflichtprogramm« zur Freizeit oder spätabends am erneuten Übergang in die Nachtruhe. Üben Sie an einem bestimmten Ort, den Sie passend gestalten. Lernen Sie feste Übungsabfolgen, wie sie in diesem Buch vorgestellt werden, damit Sie beim Üben kaum denken müssen. So nehmen Sie Ihrem Gehirn die Entscheidung ab, mit der es sich den lieben langen Tag herumschlägt: »Was mache ich als Nächstes?«

ÜBEN IM RICHTIGEN RHYTHMUS

Um die vegetative Regulation zu unterstützen, sollten Übungsabfolgen so gestaltet sein, dass sie die Yogaübenden Stellung für Stellung durch einen ausgewogenen Zyklus aus Aktivität (Dominanz des Sympathikus) und Ruhe (Dominanz des neuen parasympathischen Systems) hindurchführen.
Wenn Sie in den frühen Morgenstunden oder am Vormittag üben, dürfen die aktiven Übungen etwas überwiegen und Sie können problemlos ein hohes Aktivitätsniveau anstreben. Je später Sie üben, desto zurückhaltender sollten Sie mit der Stimulation des Sympathikus sein, desto ruhiger sollte die gesamte Übungspraxis ausfallen und desto länger sollte die abschließende Tiefenentspannung dauern.

DIE YOGAPRAXIS ALS SPIEGEL DES BEFINDENS

Einerseits fördert es die inneren Rhythmen, wenn Sie in rhythmisierten Zyklen üben. Andererseits wirken die Übungszyklen, wenn Sie sie immer wieder praktizieren, wie eine Art Selbsttest: Wenn Sie aufgedreht sind, werden Sie sich mit Vergnügen in die energiegeladenen Übungen stürzen und bei den ruhigeren Übungen Mühe haben, still dabeizubleiben. Bei der Tiefenentspannung würden Sie am liebsten gleich wieder aufspringen und losstürmen. Zumindest aber eilt Ihr Geist schon einmal voraus und beschäftigt sich mit Ihrer To-do-Liste.
Wenn Sie übermüdet sind, wird es Ihnen schwerfallen, die Energie für die aktiven Übungen aufzubringen. Sie werden die eher passiven Übungen als angenehm empfinden und bei der Schlussentspannung Mühe haben, nicht einzuschlafen.
Nur wenn Sie in der Balance sind, fallen Ihnen alle Übungen gleichermaßen leicht und es gelingt Ihnen in der Totenstellung, einerseits körperlich ruhig und entspannt und andererseits geistig wach und präsent zu sein.

EMBODIMENT

Unsere gefühlsmäßige Verfassung findet stets einen Ausdruck auf der »Bühne des Körpers«, beeinflusst Haltung und Bewegung. Umgekehrt hat auch das gezielte Einnehmen einer Körperhaltung oder eines Gesichtsausdrucks Auswirkungen auf unsere Psyche. Dadurch wirken Yogazyklen nicht nur vegetativ, sondern auch emotional ausgleichend.

Die richtige Übungs-umgebung

Die wenigsten Menschen können sich heutzutage so viel Wohnraum leisten, dass es möglich ist, einen bestimmten Platz tagein, tagaus nur für die Yogapraxis zu reservieren. Das ist auch nicht zwingend notwendig. Es sollte aber auch kein allzu großer Aufwand sein, den gewählten Ort mit ein paar Hilfsmitteln in eine angenehme Übungsumgebung zu verwandeln.

DRINNEN ÜBEN

Für Steh- und Sitzübungen, wie sie im Zyklus für den Morgen präsentiert werden *(Seite 106–135)*, brauchen Sie nicht viel mehr Platz als eine handelsübliche Yogamatte in einer Größe von ungefähr 185 × 60 Zentimetern. Für Übungen im Liegen, wie sie im Zyklus für den Abend erklärt werden, ist der Raumbedarf etwas größer: Damit Sie die Arme gut zur Seite und über den Kopf ausstrecken können, ist mindestens eine Übungsfläche von ungefähr 230 × 150 Zentimetern erforderlich.
Der Untergrund spielt beim Üben ebenfalls eine Rolle: Ein Holzboden mit einer gewissen Elastizität ist angenehmer als Steinfliesen oder Beton.
Außerdem sollte der Raum, in dem Sie üben, gut gelüftet und so temperiert sein, dass Sie beim Üben weder schwitzen noch frieren. Zugluft sollten Sie allerdings nach Möglichkeit vermeiden.
Wählen Sie die Beleuchtung so, dass sie nicht blendet. Indirektes Licht ist am besten. Die Helligkeit sollte sich anpassen lassen. Besonders abends ist es angenehm, das Licht für die Tiefenentspannung zu dimmen.
Das Wichtigste ist natürlich, dafür zu sorgen, dass Sie ungestört sind. Legen Sie Ihr Smartphone am besten in einem anderen Raum ab oder stellen Sie es zumindest auf Flugmodus. Damit Ihr Geist zur Ruhe kommen kann, empfiehlt es sich auch, dass sich keinerlei »Lesestoff« in Ihrem Blickfeld befindet. Der Blick auf ein Bücherregal oder einen Couchtisch, auf dem Zeitschriften liegen, ist eine viel zu große Versuchung für das Gehirn. Denn haben wir das Lesen erst einmal gelernt, ist unser Hirn regelrecht süchtig danach, alles zu dechiffrieren, was uns vor die Nase kommt – und das lenkt uns natürlich vom Yogaüben ab.
Akustische Ablenkungen können ebenso störend sein. Sogar wenn Sie die Geräusche eines Radios, eines Fernsehers oder auch eines Gesprächs zwischen Menschen nur durch eine Wand hören, wird Ihr Geist versuchen, den Inhalt zu erfassen. Nicht jeder kann gleich gut lernen, derartige Störungen auszublenden, deshalb sollten Sie sie nach Möglichkeit verhindern.

DRAUSSEN ÜBEN

Wenn Sie gerade erst anfangen, Yoga zu üben, und erst einmal lernen müssen, den Bewussstseinsfokus nach innen zu wenden, ist es zunächst nicht empfehlenswert, im Freien zu üben.

Aber sobald die Yogapraxis für Sie zu einer geliebten, regelmäßigen Aktivität geworden ist, kann es ein stimulierendes »Upgrade« sein, im Freien bei Tageslicht an der frischen Luft zu üben und sich dabei als Teil der Natur zu erleben. Wer dafür im Alltag einen ruhigen Balkon oder einen blickgeschützten Garten zur Verfügung hat, kann sich glücklich schätzen!

Für die meisten Menschen dürfte es eher ein ganz besonderer und auf den Urlaub beschränkter Luxus sein, wenn sie einen außergewöhnlich schönen Platz für die Yogapraxis aufsuchen können, zum Beispiel einen Holzsteg an einem Seeufer bei Sonnenaufgang. Wenn man sich draußen im Grünen befindet und aufs Wasser schaut, sorgt dies allein schon für Entspannung durch eine erhöhte Aktivität des Vagus.

Eine besondere Wohltat ist auch eine von der Sonne durchwärmte Steinterrasse am frühen Abend. Wenn man dort seine Matte ausrollen, sich ausstrecken kann und einem die Steine den Rücken durchwärmen, während man in einen blauen Himmel schaut, ist das pures Glück.

Equipment

Ein kurzes Wort zum Thema Hilfsmittel: Als ich als Jugendliche anfing, Yoga zu praktizieren, gab es dafür keine besonderen Hilfsmittel. Wir hatten nur die typischen Dinge zur Verfügung, die es damals in jeder Gruppenunterkunft gab: schwere, kompakte Wolldecken, die man entweder als Unterlage ausbreiten oder zu einem Polster beliebiger Größe falten konnte. Deshalb weiß ich aus eigener Erfahrung: Um Yoga praktizieren zu können, braucht man nicht unbedingt spezielle Hilfsmittel! Aber natürlich ist der Übungskomfort größer, wenn Sie folgende Grundausstattung zur Verfügung haben:

- *eine rutschfeste Gummimatte, meist nur wenige Millimeter dick – sie sorgt bei Stehübungen für einen stabilen Stand, bei allen anderen Übungen für thermische Isolation auf einem kühlen Boden*
- *ein oder zwei feste Kissen, die mit Dinkelspelzen, Hirsespreu, Buchweizenschalen, Kapok (das sind Naturfasern vom sogenannten Seidenwollbaum) oder mit Schurwollnoppen gefüllt sind*
- *eine dickere Decke (aus Filz oder einem ähnlichen Material) zum Ausbreiten als Unterlage für Übungen im Liegen, wenn kein Teppich vorhanden ist*
- *ein kleines Kopfkissen und eine Zudecke für die Schlussentspannung*

Die innere Haltung

Bevor Sie mehr über die Anatomie Ihres Bewegungsapparats erfahren und darüber, wie Sie zu einer guten Körperhaltung gelangen, soll es hier zunächst einmal um die innere Haltung gehen. Denn sie sorgt dafür, dass eine Yogaübung mehr als reine Körperertüchtigung ist.

PRÄSENZ ENTWICKELN

Wie zu Beginn des Buchs erwähnt, bedeutet der Sanskritbegriff *yoga* so viel wie »zusammenbinden«. Gemeint ist die Verbindung von Körper und Geist zu einer harmonischen Einheit. Nicht erst seit der Zeit der Aufklärung und dem Satz des französischen Philosophen und Mathematikers René Descartes (1596–1650) »Ich denke, also bin ich« tendiert die abendländische Kultur dazu, den Geist als überlegen anzusehen. Der Körper und seine Bedürfnisse wurden auch schon viele Jahrhunderte vor Descartes gering geschätzt. Asketische Übungen, das heißt das bewusste Übergehen von Hunger, Durst, Müdigkeit, Frieren und sexuellen Impulsen, galten lange als der Königsweg zu Selbstkontrolle und Tugendhaftigkeit.

Inzwischen ist die Askese aus der Mode gekommen und wir leben jetzt umgekehrt in einer eher konsumorientierten, hedonistischen Kultur. Allerdings ist im Kapitalismus stets Leistung die Voraussetzung für Konsum und unser Schul- und Ausbildungssystem immer noch in erster Linie darauf ausgerichtet, die kognitiven Fähigkeiten zu fördern und dafür die Bedürfnisse des Körpers hintanzustellen. Nach allen diesen Jahren, in denen die Aufnahme und die Verarbeitung von visuellen und akustischen Informationen nun schon im Vordergrund stehen, sind die meisten Menschen weitgehend von ihrem Körper entfremdet.

Im Yoga üben wir, wieder in unserem Körper präsent zu sein. Präsenz bedeutet, die Wahrnehmung auf den Körper zu fokussieren, ganz im Hier und Jetzt zu sein, sich selbst nicht mehr zu bewerten. Social Media und Selfiekult befördern immer mehr eine Selbstwahrnehmung von außen. Wir fragen uns ständig: »Wie sehen mich die anderen? Wie wirke ich? Wie kann ich mich in Szene setzen?» und natürlich: »Bin ich gut genug?« Präsenz befreit von dieser Form des Kopfkinos, denn Präsenz bedeutet: »Ich bin ganz und gar bei mir.«

GRENZEN ACHTEN

Es kann unsere Präsenz fördern, wenn wir etwas tun, das anfangs schwierig für uns ist und zunächst unsere volle Konzentration erfordert. Deswegen sind Yogaasanas keine alltäglichen Übungen, sondern ungewöhnlich und – abhängig von den individuellen körperlichen Voraussetzungen – mehr oder weniger schwierig.

Die relative Schwierigkeit der Asanas hat keineswegs zum Ziel, dass sich die Übenden ungenügend fühlen sollen, und möchte schon gar nicht, dass sie sich wehtun oder gar verletzen. Darum vergessen Sie beim Üben bitte niemals: Die klassischen Yogaasanas sind in einem vollkommen anderen Kulturkreis entstanden und die körperliche Beweglichkeit wird in Indien, dem Ursprungsland des Yoga, bereits von frühester Kindheit an gefördert. Der französische Gynäkologe Frédérick Leboyer (1918–2017) dokumentierte in den 1970er-Jahren die klassische indische Babymassage, bei der das Kind auch kräftig in alle Richtungen durchgedehnt wird. Außerdem ist die Yogapraxis an indischen Schulen ebenso selbstverständlich wie der Turnunterricht im Westen.

Wenn Sie einen anderen Körperbau haben und anders aufgewachsen sind, können Sie viele Yogapositionen möglicherweise nicht in ihrer klassischen Form praktizieren. Würdigen Sie deshalb die Grenzen Ihrer individuellen Beweglichkeit und wählen Sie im Zweifelsfall immer lieber eine einfachere Variante. *Ahimsā*, »Gewaltlosigkeit«, ist das erste und wichtigste ethische Prinzip der hinduistischen Philosophie und damit der Yogapraxis *(Seite 41)*. Es gilt selbstverständlich auch im Umgang mit uns selbst!

SELBSTWIRKSAMKEIT ERLEBEN

»Steter Tropfen höhlt den Stein« – und stetes, beharrliches und regelmäßiges Üben verändert mit der Zeit Körper und Geist. Gerade wenn Sie Ihre Grenzen achten, werden sich diese Grenzen allmählich verschieben. Gerade wenn Sie auf Selbstvorwürfe verzichten, wenn Sie beim Üben einmal unkonzentriert sind und geistig abschweifen, werden sich Ihr Fokus und Ihre Fähigkeit zur Präsenz allmählich verbessern.

Die Gartenarbeit ist eine gute Metapher für die Yogapraxis: Wenn ein Garten über einen längeren Zeitraum hinweg vernachlässigt wurde, kann man ihn nicht im Handumdrehen in eine fruchtbare Oase zurückverwandeln. Es dauert seine Zeit, bis der Boden wieder locker und fruchtbar ist, hartnäckiges Unkraut beseitigt wurde und man genügend Erfahrung gesammelt hat, um zu wissen, welche Pflanzen wo am besten gedeihen, wie viel Wasser und welche Nährstoffe sie brauchen. Aber mit der Zeit und mit Geduld kann man ein kleines Paradies erschaffen. Entsprechend gilt für die Yogapraxis:

- *Bleiben Sie geduldig bei der Sache und lassen Sie sich von gelegentlichen kleinen Rückschlägen nicht entmutigen.*
- *Versuchen Sie, vom Wissen und der Erfahrung anderer Menschen zu profitieren.*
- *Machen Sie den eigenen Körper zu einem echten Wohlfühlort.*

Der Fuß

Es gibt eine bessere Möglichkeit, die eigene Übungspraxis anspruchsvoll zu gestalten, als die Grenzen des Körpers zu überschreiten: Achten Sie bei der Ausführung von scheinbar einfachen Übungen auf größtmögliche anatomische Präzision. Für Menschen, die aufgrund eines Bewegungsmangels zu muskulären Dysbalancen neigen, kann dadurch schon das einfache Aufrechtstehen in der Berghaltung *(Seite 108)* zu einer echten Herausforderung werden.

ANATOMIE DES FUSSES

Ein gesunder Fuß hat ein Längs- und ein Quergewölbe. Der Rückfuß besteht aus Sprung- und Fersenbein, der Mittelfuß aus fünf Fußwurzel- und fünf Mittelfußknochen und der Vorfuß aus den Zehenknochen, wobei die großen Zehen je zwei Glieder, die anderen Zehen je drei Glieder zählen.
Damit die Fußgewölbe in Form bleiben, benötigen sie Bänder und Muskeln zur Stabilisation: Es gibt zwei lange Muskeln am Unterschenkel, deren Sehnen das Quergewölbe wie ein Steigbügel halten *(Musculus tibialis posterior* und *Musculus peronaeus longus).* Außerdem gibt es kurze Muskeln im Bereich der Fußsohle, die wie ein Spannriegel wirken. Das Längsgewölbe wird vor allem vom kurzen Zehenbeuger *(Musculus flexor digitorum brevis)*, das Quergewölbe vom Großzehenanzieher *(Musculus adductor hallucis)* gestützt. Die kleinen Fußmuskeln bilden sich in der Wachstumsphase nur dann gesund aus, wenn der Fuß ausreichend sensomotorisch stimuliert wird, das heißt, wenn ein Kind genügend Gelegenheit hat, auf abwechslungsreichem Untergrund barfuß zu laufen, zu klettern und vieles mehr. Leider bekommen immer weniger Kinder diese Möglichkeit. Werden die Füße dann auch noch in modische Schuhe gezwängt, die zwar dekorativ sind, aber den normalen Abrollvorgang behindern, wird die Fußgesundheit noch stärker beeinträchtigt. Später schädigt das Stehen und Gehen mit hohen Absätzen nicht nur die Füße. Auch die muskuläre Balance von Unter- und Oberschenkeln wird dadurch ungünstig beeinflusst.

DAS FUNDAMENT STÄRKEN

Gerade für Stehübungen sind die Füße von fundamentaler Bedeutung. Wenn Sie unter Knick-, Senk- und/oder Spreizfüßen leiden, sollten Sie daher versuchen, die Muskeln zu trainieren, die dem Fußgewölbe Form und Halt zurückgeben können.
Am besten besorgen Sie sich dafür einen abgespielten Tennisball oder einen mittelharten Gummiball der gleichen Größe. Üben Sie nach Möglichkeit barfuß. Stellen Sie sich vor, der Ball sei eine Teigkugel, aus der Sie einen

wurstförmigen Strang rollen möchten. (1)
Bei den Stehübungen im Yoga tragen die Rückfüße idealerweise ungefähr 50 Prozent des Gewichts. 30 Prozent tragen die Großzehenballen und 20 Prozent die Kleinzehenballen. Die Zehen sollen kein Gewicht tragen und sich jederzeit vom Boden abheben lassen. Wenn sie sich krümmen und in den Boden krallen, ist das ein Zeichen dafür, dass die oben genannten langen Muskeln ihre Steigbügelfunktion nicht ausreichend erfüllen und vor allem der Zehenbeuger als Gewölbestütze eingesetzt wird.
In diesem Fall können Sie folgende Übung probieren: Setzen Sie sich auf eine Stuhlkante und strecken Sie ein Bein. Nur die Ferse hat Bodenkontakt, die Fußspitze wird angezogen, bis ein 90-Grad-Winkel im Sprunggelenk entsteht. Führen Sie einen dünnen Baumwollschal unter dem Fuß durch und heben Sie mit dem Schal das Gewölbe an. Der Vorfuß drückt sanft vom Körper weg. Spreizen Sie leicht die Zehen. Ziehen Sie mal am einen und mal am anderen Ende des Schals. (2) Versuchen Sie dann, die gleiche Bewegung mit den eigenen Muskeln zu erzeugen. Mit dem anderen Bein wiederholen.
Ein letzter Tipp: Ziehen Sie möglichst oft die Schuhe aus und schenken Sie Ihren Füßen und Zehen Bewegungsfreiheit!

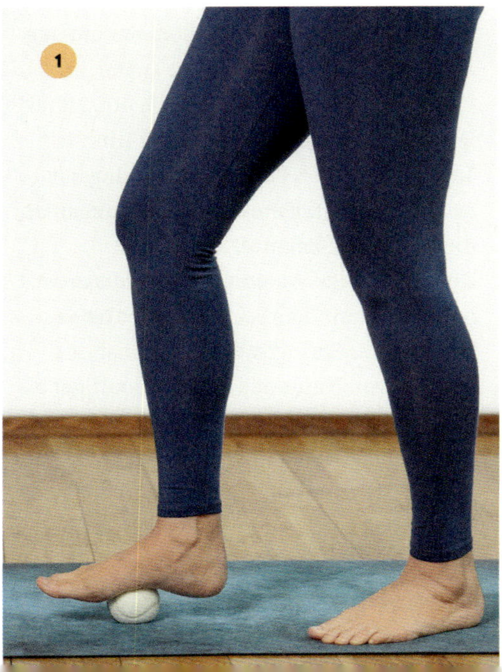

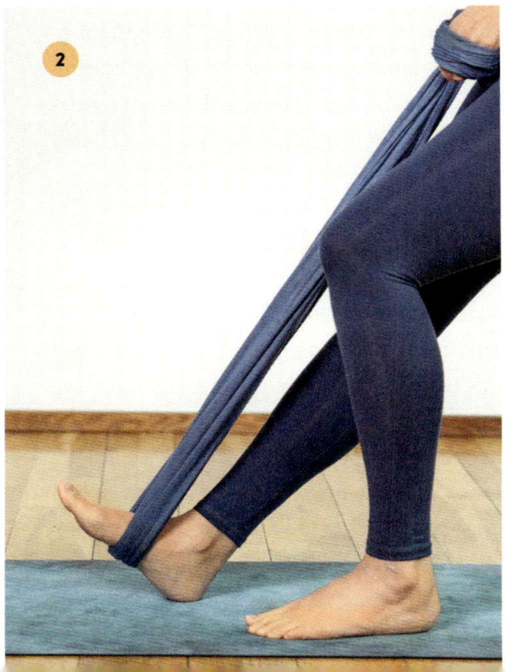

Das Sprunggelenk

Genau genommen haben wir nicht nur ein Sprunggelenk, sondern ein oberes und ein unteres Sprunggelenk mit jeweils unterschiedlichen Funktionen.

Das obere Sprunggelenk wird von der Knöchelgabel (die von Schien- und Wadenbein geformt wird) und dem Sprungbein gebildet. Dieses Gelenk hat nur eine Bewegungsachse: Wir können die Fußspitze zum Körper ziehen oder vom Körper wegdrücken.

Das untere Sprunggelenk wird von Sprungbein und Fersenbein gebildet. Wie eine Rolle dreht sich das Sprungbein auf den Gelenkflächen an der Oberseite des Fersenbeins. Dadurch können wir entweder den inneren (medialen) Fußrand anheben – Mediziner bezeichnen diese Bewegung als Supination – oder den äußeren (lateralen) Fußrand anheben. Diese Bewegung wird fachsprachlich Pronation genannt.

EXTREM ANPASSUNGSFÄHIG

Nimmt man nun noch die Bewegung in den Gelenken des Mittelfußbereichs dazu, ist der Fuß in der Lage, sich perfekt an jede Neigung des Untergrunds anzupassen. Denn für unsere Vorfahren war es ganz normal, bergauf und bergab über Stock und Stein zu laufen. Einen glatten, ebenen Boden fanden sie in der Natur höchst selten vor.

Probieren Sie die Bewegungsrichtungen Ihres Sprunggelenks doch gleich mal aus: Stellen Sie sich auf ein Bein. Wenn es Ihnen schwerfällt, das Gleichgewicht zu halten, können Sie sich zum Beispiel an einem Türstock festhalten. Beginnen Sie damit, den Fuß im oberen Sprunggelenk zu beugen und zu strecken. Fahren Sie anschließend mit Supination und Pronation im unteren Sprunggelenk fort. Setzen Sie zum Schluss die beiden Bewegungen zusammen und lassen Sie die Fußspitze kreisen – erst von unten innen nach oben außen, dann umgekehrt.

DIE FOLGEN EINES BEWEGUNGSMANGELS

Im Jahr 1910 legte ein Mensch in Deutschland durchschnittlich 20 Kilometer am Tag zu Fuß zurück. Hundert Jahre später, im Jahr 2010, waren es gerade noch 400 Meter! Dieser dramatische Rückgang in Hinblick auf den täglichen Bewegungsumfang hat zwangsläufig gravierende Auswirkungen auf die muskuläre Balance.

Der dreiköpfige Wadenmuskel *(Musculus triceps surae)*, mit dem wir uns beim Gehen, Laufen oder Springen vom Boden abdrücken, ist von Natur aus sehr viel kräftiger als die Muskeln, die die Fußspitze zum Schienbein ziehen (weil dafür nur wenig Kraft erforderlich ist). Im Abrollvorgang wird der Wadenmuskel zunächst passiv gedehnt, um dann beim Abdrücken vom Boden schnell und kräftig zu kontrahieren. Diese Dynamik hält den Muskel und die dazugehörigen faszialen Strukturen, vor allem die Achillessehne, elastisch wie eine Sprungfeder. Doch wenn Menschen sehr viel sitzen und nur noch Kupplung und Gaspedal ihres Wagens drücken, statt sich aus eigener Kraft fortzubewegen, verkürzen die Muskeln und verlieren ihre Elastizität.

TESTEN SIE IHR MUSKULÄRES GLEICHGEWICHT!

Sie können ganz einfach testen, wie es um Ihre muskuläre Balance bestellt ist – sofern Sie gesunde Knie haben. Gehen Sie in eine tiefe Hocke und prüfen Sie, ob Ihre Fersen dabei am Boden bleiben. Wenn Ihre Fersen sich vom Boden abheben, wird es Zeit für eine einfache Dehnübung:
Suchen Sie sich ein großformatiges Buch oder Brett. Es sollte ungefähr 1,5 bis 2 Zentimeter dick sein. Stellen Sie sich mit beiden Vorfüßen darauf. Drücken Sie sich zunächst auf die Fußballen nach oben und halten Sie die Spannung 10 Sekunden lang. (1) Lassen Sie die Fersen danach bis zum Boden sinken und halten Sie die Dehnung 20 Sekunden lang. (2) 3-mal wiederholen.
Mit der Zeit können Sie die Dehnung nach und nach intensivieren, indem Sie immer dickere Bücher verwenden.

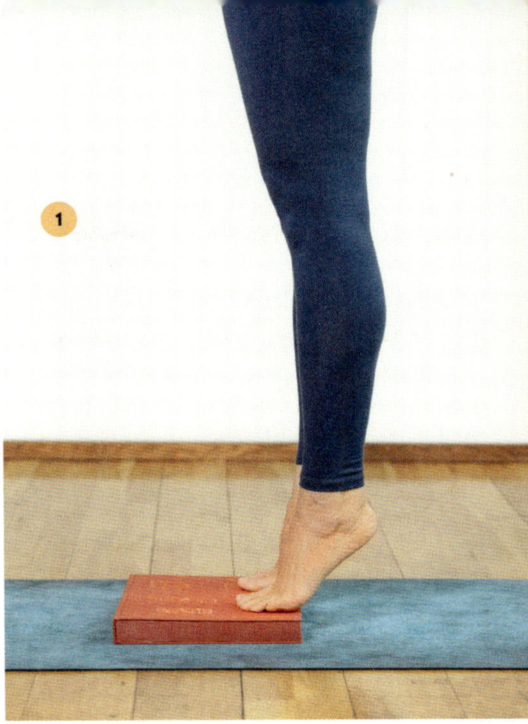

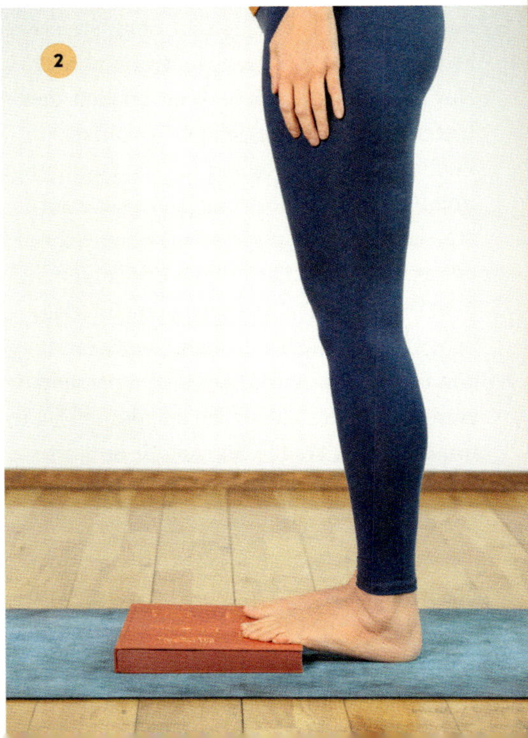

Das Kniegelenk

Wie das Sprunggelenk besteht auch das Kniegelenk aus mehreren Teilgelenken. Das Hauptgelenk wird von den Gelenkflächen des Oberschenkels und des Schienbeins gebildet. Darüber wird im Stand das Gewicht von oben nach unten übertragen. Da das untere Ende des Oberschenkels sehr viel stärker gekrümmt ist als das Plateau am oberen Ende des Schienbeins, befinden sich dazwischen der Innen- und der Außenmeniskus. Diese beiden Knorpelkissen helfen, die Kräfte gleichmäßig zu verteilen und zu übertragen. Beim Beugen rutschen die Menisken auf dem Schienbein nach hinten, beim Strecken kehren sie in die Ausgangsposition zurück. Nur bei gebeugtem Knie ist es möglich, den Unterschenkel gegen den Oberschenkel zu verdrehen. Ähnlich selten wie die Supination und Pronation des Sprunggelenks kommt es vor, dass wir die Fußspitze wie einen Scheibenwischer aktiv nach innen und außen drehen. Dennoch ist diese Bewegung unerlässlich, um im natürlichen, bergigen Gelände den Fuß in wechselnden Winkeln passend zum Untergrund aufsetzen zu können. Dafür muss sich das Wadenbein an der Außenseite des Schienbeins in einer kleinen Gelenkfläche drehen können.

Das zweite Nebengelenk wird von der Rückfläche der Kniescheibe und der Vorderseite des unteren Oberschenkelendes gebildet. Die Kniescheibe dient als Umlenkrolle für die Sehne des kräftigen vierköpfigen Schenkelstreckers *(Musculus quadriceps femoris)*. Unerwünschte Parallelverschiebungen zwischen den Ober- und den Unterschenkelknochen werden durch kräftige Bandstrukturen verhindert. Die Seitenbänder verhindern übermäßige seitliche Gleitbewegungen nach rechts und links, die Kreuzbänder bremsen allzu starke Gleitbewegungen nach vorn oder nach hinten.

ACHTUNG, VERSCHLEISS!

Besonders gefährlich für die Menisken ist eine Kombination aus Beuge- und Drehbewegung, vor allem unter Last. Der Druck auf den Knorpel zwischen der Kniescheibe und ihrem Gleitlager steigt mit zunehmendem Beugewinkel. Eine maximale Beugung unter Last, also das Sitzen auf der Ferse, toleriert das Knie nur über längere Zeit, wenn man es von frühester Kindheit an regelmäßig übt. In diesem Fall entwickelt der Schienbeinkopf eine »passende« Form – anders als in den westlichen Kulturen, wo schon kleine Kinder auf Stühlchen gesetzt werden.

Das Risiko für Knorpel- und Meniskusschäden steigt, wenn die Muskulatur durch Bewegungsmangel verkürzt ist oder die Bänder verletzt sind, wie es bei Sportarten wie Fußball oder Skifahren leider häufig passiert.

DIE NEUTRALSTELLUNG DES KNIEGELENKS

Wenn wir perfekt aufgerichtet in der Senkrechten stehen, kann die Gewichtskraft ohne Muskelkraft und ohne Belastung für die Bänder unmittelbar vom Ober- auf den Unterschenkel übertragen werden. Diese Körperhaltung schützt unsere Kniegelenke vor Verschleiß. Deswegen sollten wir uns die Zeit nehmen, Sie bewusst zu erlernen und ganz gezielt einzuüben:
Stellen Sie sich ohne Schuhe auf beide Füße, die etwa hüftbreit nebeneinanderstehen sollten. Strecken Sie die Kniegelenke, bis Sie eine deutliche Spannung in den Bändern und Muskeln der Kniekehle spüren. (1)
Lösen Sie sich anschließend in Zeitlupe wieder aus dieser Überstreckung und gehen Sie so weit in die Beugung, bis Sie spüren, dass sich die Oberschenkelmuskeln anspannen müssen, um die Beugung zu bremsen. (2)
Kommen Sie wieder in die Überstreckung. Pendeln Sie mehrmals zwischen Streckung und Beugung und suchen Sie dann die Mitte zwischen den beiden Endpunkten. In dieser Position sollten Sie die Oberschenkelmuskeln gut entspannen können. Das Knie wird von überflüssigem Druck befreit.

1
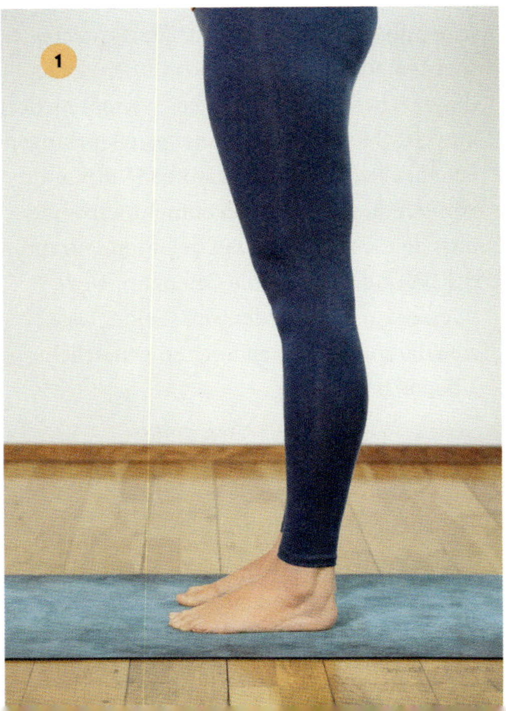

2
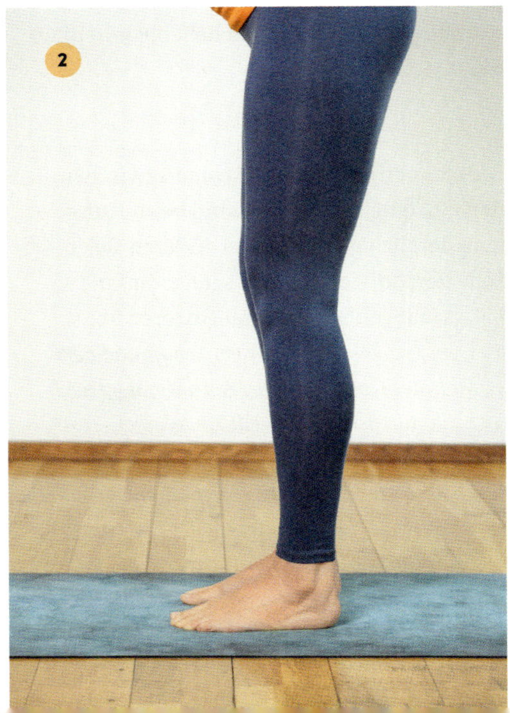

Das Hüftgelenk

Das Hüftgelenk ist das strukturell einfachste Gelenk der unteren Extremität: Der kräftige Oberschenkelknochen hat am oberen Ende einen schlanken Hals, der im kugelförmigen Hüftkopf endet. Das Becken besitzt dafür eine passgenaue knöcherne Pfanne. Am Rand der Hüftpfanne ist eine Knorpellippe angebracht, wodurch sich die Gelenkfläche etwas vergrößert.

Das Hüftgelenk verfügt über drei Bewegungsachsen: Wir können das Bein beugen und strecken. Wir können es abspreizen und anspreizen. Wir können es nach außen und nach innen drehen. Darüber hinaus können wir alle diese Bewegungen beliebig miteinander kombinieren.

HÜFTGEOMETRIE

Die geometrischen Unterschiede zwischen den einzelnen Menschen sind beim Hüftgelenk deutlich größer als bei anderen Gelenken. Der individuelle Bewegungsumfang hängt maßgeblich von drei Faktoren ab:

~ *Dem Winkel zwischen dem Schaft und dem Hals des Oberschenkels: Als normal oder auch durchschnittlich gilt ein Winkel von 125–130 Grad. Ist der Winkel steiler (140 Grad oder mehr), spricht man von einer Coxa valga, ist er weniger steil (120 Grad oder weniger), von einer Coxa vara.*
~ *Der Länge des Schenkelhalses: Im Durchschnitt ist der Schenkelhals bei europäischen Frauen 6,6 Zentimeter lang.*
~ *Der Größe der Pfanne: Im Normalfall überdeckt sie den Hüftkopf vollständig, bei manchen Menschen ist sie aber zu klein angelegt und überdeckt den Kopf nur zum Teil. Dies bezeichnen Mediziner als Hüftdysplasie. Sie ist in Hinblick auf das Risiko der Entstehung einer Arthrose im Alter ein Nachteil, für die Beweglichkeit der Hüfte dagegen ein Vorteil.*

Als normal gelten aus orthopädischer Perspektive eine Beugung von 130 Grad, eine Streckung von 10 Grad, eine Abspreizung von 45 Grad, eine Anspreizung von 30 Grad, eine Außendrehung von 40 Grad und eine Innendrehung von 30 Grad. Für die allermeisten klassischen Yogapositionen reicht dieser Bewegungsumfang bei Weitem nicht aus. Nur Menschen mit einem steilen, langen Schenkelhals und einer kleinen Hüftpfanne können diese Positionen einnehmen, ohne dass der Schenkelhals auf den Pfannenrand drückt und dadurch die Gelenklippe gequetscht und gefährdet wird. Leider lässt sich daran auch durch noch so beharrliches Üben nichts ändern.

DIE FOLGEN EINES BEWEGUNGSMANGELS

Muskuläre Dysbalancen aufgrund einer überwiegend sitzenden Lebensweise können die Beweglichkeit natürlich über das durch die knöcherne Geometrie festgelegte Maß hinaus einschränken. Stundenlanges Sitzen begünstigt eine Verkürzung sowohl der Hüftbeuger (welche die Streckung hemmen) als auch der ischiocruralen Muskulatur an der Rückseite der Oberschenkel, die im Fitnessjargon meist mit dem englischen Begriff *hamstrings* bezeichnet wird. Diese Muskeln sind zweigelenkig, das heißt, sie überspannen zwei Gelenke: Sie strecken das Hüftgelenk und beugen das Kniegelenk. Der Wechsel zwischen Anspannung und Entspannung oder Dehnung dieser Muskeln beim zügigen Gehen mit raumgreifenden Schritten ist das beste Gegenmittel gegen ihre Verkürzung.

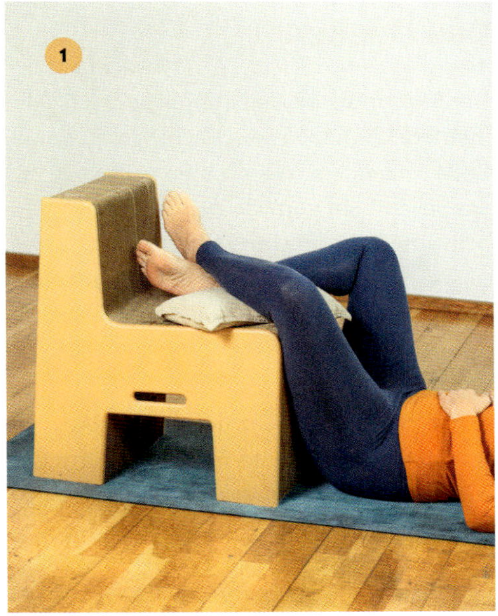

ENTSPANNTER HÜFTBEUGER, ENTSPANNTES NERVENSYSTEM

Durch die enge anatomische Beziehung des langen Hüftbeugers *(Musculus psoas)* zu Nieren und Nebennieren sowie zu den Ganglien (Ansammlungen von Nervenzellkörpern) des sympathischen Nervensystems wirkt die Entspannung dieses Muskels auch äußerst positiv auf das vegetative Nervensystem.
Hier ist die Anleitung dazu: Legen Sie sich auf den Rücken vor einen Stuhl oder eine Couch. Stützen Sie den Kopf und die Halswirbelsäule bei Bedarf mit einem Kissen. Die Unterschenkel liegen auf der Sitzfläche.
Hüft- und Kniegelenke bilden ungefähr rechte Winkel, die Knie fallen so weit auseinander, wie es bequem ist. Um den linken Hüftbeuger zu entspannen, kreuzen Sie den linken Fuß über den rechten. Legen Sie gegebenenfalls ein kleines Kissen unter die linke Wade. (1) Achten Sie in der Haltung auf Ihren Atem und versuchen Sie, die Ein- und Ausatmung nach und nach auf eine Dauer von je 5,5 Sekunden zu verlängern.
Wechseln Sie nach 3 bis 5 Minuten die Seite, kreuzen Sie nun den rechten Fuß über den linken und bleiben Sie weitere 3 bis 5 Minuten so liegen.

Das Becken

Der Beckenring besteht aus folgenden Elementen: Wir haben zwei flächig gekrümmte Beckenschaufeln. Diese laufen nach vorn in das Schambein und nach unten in das Sitzbein aus. Das rechte und linke Schambein treffen vorn in der Mitte an der Schambeinfuge (Symphyse) zusammen. Den prominentesten Abschnitt der Sitzbeine bilden die beiden Sitzbeinhöcker. An der Beckenrückseite fügt sich das Kreuzbein, der unterste Abschnitt der Wirbelsäule, in den Beckenring ein. Die Gelenke zwischen den Beckenschaufeln und dem Kreuzbein, die sogenannten Iliosakralgelenke, werden genau wie die Symphyse von kräftigen Bändern überspannt und haben deshalb nur einen geringen Bewegungsspielraum.

Die Konstruktion des Beckens ist auf optimale Stabilität ausgelegt. Unter normalen Umständen kommt es lediglich zu einer leichten Verwringung des Beckens, wenn beim dynamischen Gehen oder Laufen ein Bein maximal gestreckt ist, während das andere Bein weit nach vorn schwingt.

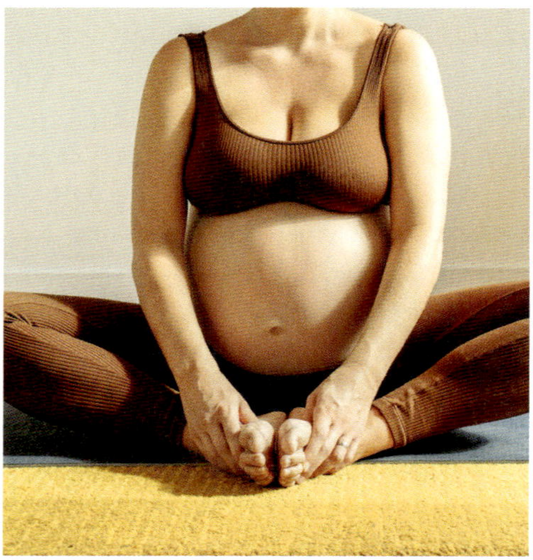

In der Schwangerschaft wird das Becken nachgiebig, damit die Geburt gelingen kann.

SCHWANGERSCHAFT – EINE AUSNAHMESITUATION

Die Schwangerschaft und vor allem die Geburt stellen eine besondere Herausforderung für das Becken dar. Der Kopf eines Neugeborenen ist im Verhältnis zum engen Geburtskanal des Beckens sehr groß.

Damit eine vaginale Entbindung gelingen kann, muss sich das Kreuzbein in einem größeren Umfang bewegen können, als das normalerweise der Fall ist. Zunächst muss sich das obere Ende des Kreuzbeins nach hinten bewegen, damit das Köpfchen des Fötus ins Becken hineinrutschen kann. Im weiteren Verlauf muss das untere Ende des Kreuzbeins nach hinten ausweichen, damit das Köpfchen aus dem Geburtskanal austreten kann. Damit dies gut gelingt, machen die

Schwangerschaftshormone die Bänder des Beckens weicher und nachgiebiger.
Trotzdem kann es je nach individuellen Größenverhältnissen passieren, dass bei der Geburt die Symphyse »gesprengt« wird. Das heißt, dass die stabilisierenden Bänder reißen und das Becken dadurch instabil wird. Deshalb sollten Frauen schon während und vor allem nach einer Schwangerschaft besonders aufmerksam auf die Grenzen ihrer Beweglichkeit achten.

ZU VIEL DES GUTEN

In der Fitnessszene gilt die körperliche Flexibilität als eine erstrebenswerte positive Eigenschaft. Eine zu große Beweglichkeit kann jedoch ebenso Schmerzen verursachen wie eine zu geringe Flexibilität. Dies gilt natürlich nicht nur, aber ganz besonders für den Beckenring, denn es gibt keine Muskeln, die mithelfen könnten, wenn die stabilisierende Funktion der Bänder durch eine Verletzung oder übertriebenes Training verloren geht.
Nicht nur bei bestimmten Yogaübungen, auch beim Geräteturnen, der rhythmischen Sportgymnastik, bei Ballett und Showtanz wird systematisch darauf hingearbeitet, den Bewegungsumfang zu steigern. In diesem Zusammenhang gilt: Je früher man in der Kindheit damit beginnt und je mehr dieses Training der natürlichen Konstitution entspricht, desto wahrscheinlicher ist es, dass die Bemühungen von Erfolg gekrönt sind. Dann kann es durchaus gelingen, in der Gymnastik den Spagat zu schaffen oder im Yoga die Königstaube zu meistern.
Viele junge Sportlerinnen und Sportler, die diese Fähigkeiten mit großem Einsatz erworben haben, bleiben auch bis ins junge Erwachsenenalter beschwerdefrei. Aber das Risiko, dass die antrainierte Überbeweglichkeit zum Problem wird, ist hoch. Der Übergang von Schule oder Studium ins Berufsleben kann dazu führen, dass sich der Trainingsumfang verringert, sodass es zur Dekompensation kommt, also die latente Störung durch den Wegfall des Trainings offenbar wird.
Noch höher ist das Risiko, wenn eine Verletzung entsteht, die nicht nur eine Pause erzwingt, sondern am Ende auch noch eine Asymmetrie der Muskelkraft in den Beinen hinterlässt. Dann ist professionelle medizinische Hilfe vonnöten.
Schwangerschaft und Geburt sind ebenfalls ein Punkt, an dem es häufig kippt, weil dadurch die Bauchdecke und der Beckenboden überdehnt werden, die für die Stabilität des Beckens wichtig sind. Hinzu kommt, dass die betreffenden Frauen nach der Entbindung nicht mehr so viel Zeit haben, zu trainieren und ihre Muskelkraft zu erhalten, während der Bewegungsapparat durch das Heben und Tragen des Kindes gleichzeitig einer hohen, oft asymmetrischen Belastung ausgesetzt ist.

Die Wirbelsäule

Der Grundbauplan der Wirbelsäule ist folgender: Es gibt eine vordere Säule, bestehend aus Wirbelkörpern und Bandscheiben, die von kräftigen längs verlaufenden Bändern stabilisiert wird. Von jedem Wirbelkörper führt rechts und links ein Wirbelbogen zur hinteren Säule. Dort gehen die sogenannten Gelenkfortsätze ab. Sie bilden mit den Gelenkfortsätzen der Nachbarwirbel sogenannte Facettengelenke, die wie Dachschindeln angeordnet sind. Beim Vorbeugen gleiten diese Gelenke auseinander, bei Rückbeugen gleiten sie ineinander.

KOMPLEXES ZUSAMMENSPIEL DER MUSKELN

Die Muskulatur der Wirbelsäule ist außerordentlich komplex. An der Wirbelsäule gibt es kurze Muskeln, die nur ein bis zwei Bandscheiben überspannen und für die sogenannte segmentale Stabilität, also den Schutz der Bandscheibe und der zugehörigen kleinen Wirbelgelenke, sorgen. Mit jeder weiteren Schicht werden die Muskeln länger, sodass die Fasern der oberflächlichsten Schicht oft sechs bis sieben Bandscheiben überspannen. Wir brauchen diese Muskeln, um uns aus einer vorgebeugten Haltung schwung- oder kraftvoll aufzurichten. Auch eine gut trainierte und koordinierte Bauchdecke ist für einen schmerzfreien Rücken und gesunde Bandscheiben elementar. Hier kommt es vor allem auf die innerste, quer verlaufende Bauchmuskelschicht an, den *Musculus transversus abdominis*.

In vielen Büchern steht zu lesen, Vorbeugen würden die Bandscheiben belasten, und nach Bandscheibenvorfällen bringt man den Patienten bei, sich immer schön gerade zu halten und lieber in die Knie zu gehen, um etwas vom Boden aufzuheben. Doch beim Yoga gibt es sehr viele Vorbeugeübungen. Es stellt sich also die Frage, worauf man dabei achten muss, damit man seinem Rücken damit auch tatsächlich etwas Gutes tut.

DAS TENSEGRITY-PRINZIP

Hier kommt das Tensegrity-Prinzip ins Spiel. Tensegrity ist ein Kunstwort, das aus den englischen Wörtern *tension* (»Spannung«) und *integrity* (»Intaktsein«) zusammengesetzt ist. Schöpfer des Begriffs war der amerikanische Architekt und Visionär Richard Buckminster Fuller (1895–1983). Ihm gelang es, nach Vorbildern aus der Natur mit minimalem Materialaufwand stabile Kuppeln zu bauen, die eher durch Zugkräfte als durch die Übertragung von Druck ihre Form behielten. Jahre später erkannten fachübergreifend interessierte Forscher, dass alle Zellen sowie der Körper als Ganzes nach dem Tensegrity-Prinzip funktionieren.

Auf die Bandscheiben übertragen bedeutet das: Um sie intakt zu halten, sollte man sie lieber auf Zug als auf Druck belasten – und das geht so:
Bei den Vorbeugen im Yoga macht man nicht einfach nur den Rücken rund, also krümmt sich nach vorn. Man nutzt vielmehr zunächst die Hüftgelenke als Drehpunkt, um den in sich gestreckten Rumpf nach vorn zu neigen. Wenn er die Horizontale erreicht, verläuft die Schwerkraftlinie parallel zu den Bandscheiben. Das heißt, die Bandscheiben stehen nicht mehr unter Druck. (1)
Erst danach leitet man eine Flexion ein, indem man die Muskeln an der Rückseite der Wirbelsäule lang werden lässt. Diese Bewegung wird von oben nach unten eingeleitet: Man setzt dabei das Gewicht des Kopfes als Zugkraft ein und lässt Wirbel für Wirbel los, sodass sich schließlich eine angenehme Entlastung der Bandscheiben und Facettengelenke einstellt. (2)

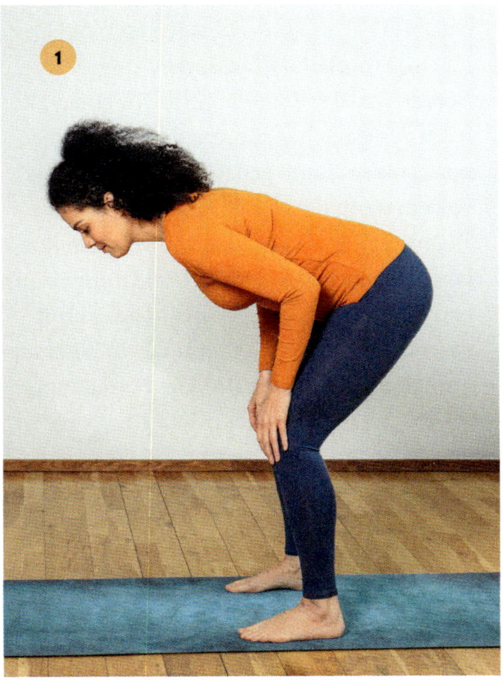

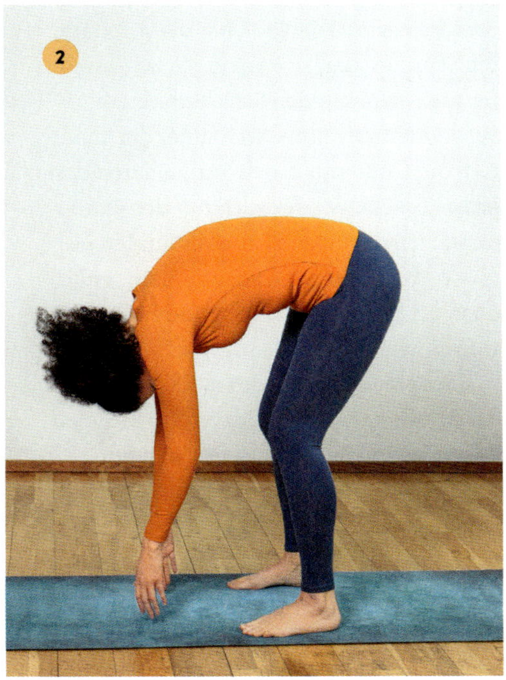

Der Schultergürtel

Im Gegensatz zu dem auf Stabilität ausgelegten Beckenring ist der Schultergürtel eine eher offene Konstruktion. Sie ist auf eine maximale Beweglichkeit der Arme und damit auf die größtmögliche Reichweite ausgelegt, in der wir unsere Hände als Werkzeug einsetzen können.

Die einzigen knöchernen Kontaktpunkte zwischen Schultergürtel und Rumpf sind die Gelenke zwischen dem Brustbein und den Schlüsselbeinen, die beiden Brustbein-Schlüsselbein-Gelenke. Über die sogenannten Schultereckgelenke sind die Schlüsselbeine außerdem mit den Schulterblättern verbunden. Die hinteren Ränder der Schulterblätter sind nur durch Muskeln und damit passiv und aktiv beweglich mit den Dornfortsätzen der Wirbelsäule verbunden *(Seite 84)*. Wir können die Schulterblätter nach oben und unten, nach vorn und hinten bewegen. Wir können sie sogar schwenken und so die seitlich angebrachten Gelenkpfannen der Schultergelenke in die verschiedensten Dimensionen des Raums ausrichten.

Das Schultergelenk selbst ist genau wie das Hüftgelenk ein Kugelgelenk. Es besitzt allerdings eine sehr flache Pfanne, die der Beweglichkeit auf allen drei räumlichen Ebenen so gut wie keine Grenzen setzt. Umso wichtiger sind die Gelenkkapsel, die Bänder und auch die Muskeln, um für die nötige Stabilität der Schulter zu sorgen.

Natürlich machen wir uns kaum Gedanken darüber, wie viele Knochen und Gelenke aufeinander abgestimmt werden müssen, wenn wir uns morgens eine Kaffeetasse aus dem Küchenschrank holen. Aber es ist kein Wunder, dass die komplexe Konstruktion des Schultergürtels anfällig für Beschwerden ist. Dies gilt vor allem, weil wir sie nicht mehr so vielfältig einsetzen, wie es die Evolution ursprünglich vorgesehen hatte.

MONOTONE HALTEARBEIT MIT UNSCHÖNEN FOLGEN

Gerade weil der Schultergürtel für einen abwechslungsreichen Einsatz der Hände in einem großen Raum gedacht ist, hat es fatale Folgen, wenn die Hände viele Stunden am Tag nur im allerengsten Raum vor dem Körper aktiv sind: Wenn sie auf Tastaturen klappern, auf Tablets und Smartphones herumwischen und bestenfalls einmal ein Lenkrad festhalten. Große, dynamische Bewegungen wie Werfen, Hacken oder Hämmern werden im modernen Alltag kaum noch benötigt. Glücklich ist da, wer ein Hobby wie Schwimmen oder Tennis pflegen kann, das hier für Ausgleich sorgt.

Wer viel am Schreibtisch arbeitet, entwickelt mit der Zeit typischerweise das folgende muskuläre Ungleichgewicht:

Die Schultergürtelheber *(Musculus trapezius* und *Musculus levator scapulae)* entwickeln schmerzhafte Verspannungen. Der kleine Brustmuskel *(Musculus pectoralis minor)*, der die Schultergelenkspfanne nach vorn ausrichtet, verkürzt. Dies kann dafür verantwortlich sein, dass nachts die Hände einschlafen. Die Beugemuskulatur des Oberarms verspannt und verkürzt sich. Die Gegenspieler der jeweiligen Muskeln werden schwach.

MUSKULÄRER AUSGLEICH

In meinem Buch *Endlich frei von Nackenschmerzen* finden Sie ein umfassendes Übungsprogramm zur Beseitigung dieser Probleme. Eine regelmäßige Yogapraxis ist ebenfalls ein hervorragender Ausgleich, kann aber zu anspruchsvoll sein, sofern Sie bereits unter Beschwerden leiden. Gönnen Sie sich unbedingt regelmäßige Bewegungspausen, wenn Sie tagtäglich am Computer sitzen.

Schon einfache Übungen können hier für Erleichterung sorgen:
Kommen Sie in einen aufrechten Stand. Ziehen Sie den Schultergürtel beim Einatmen so hoch wie möglich. (1) Lassen Sie ihn mit dem Ausatmen wieder nach unten sinken. (2)
5- bis 10-mal wiederholen.
Führen Sie die Schulterblätter anschließend beim Einatmen nach hinten und lassen Sie sie beim Ausatmen wieder nach vorn gleiten.
5- bis 10-mal wiederholen.
Kombinieren Sie anschließend beide Bewegungen miteinander und lassen Sie die Schultern nun 5-mal von vorn unten nach hinten oben und 5-mal in der Gegenrichtung von hinten oben nach vorn unten kreisen.
Pendeln Sie zum Abschluss im Stand mit den Armen wie beim Skilanglauf. Gehen Sie am tiefsten Punkt der Pendelbewegung ein wenig in die Knie und atmen Sie bei dieser dynamischen Bewegung kräftig durch.

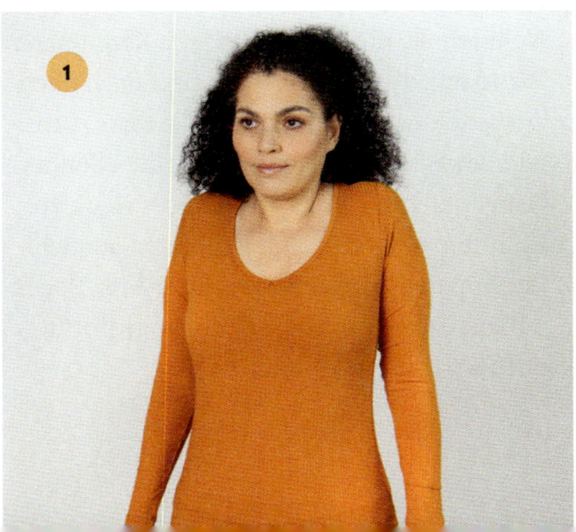

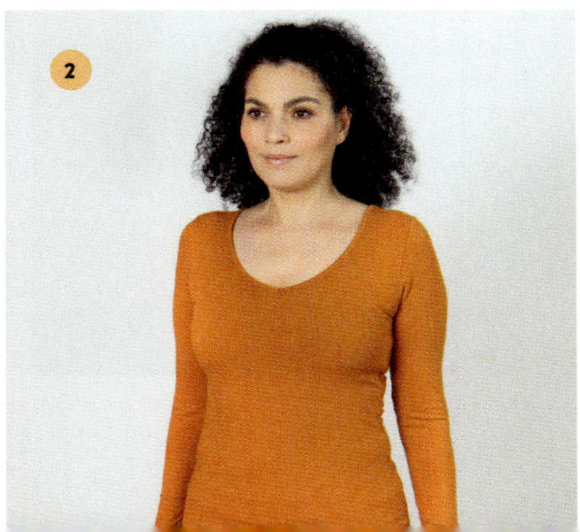

Das Ellenbogengelenk

Das Ellenbogengelenk hat eine gewisse Ähnlichkeit mit dem Kniegelenk: Es gibt ein Hauptgelenk zwischen dem Oberarmknochen und den beiden Unterarmknochen Elle und Speiche. Es hat nur eine Bewegungsachse, Beugung und Streckung.
Anders als beim Kniegelenk *(Seite 78–79)* ist die Drehung des Unterarms durch Überkreuzen von Speiche und Elle aber auch bei gestrecktem Ellenbogen möglich, wobei die Kraftentfaltung bei gebeugtem Ellenbogen

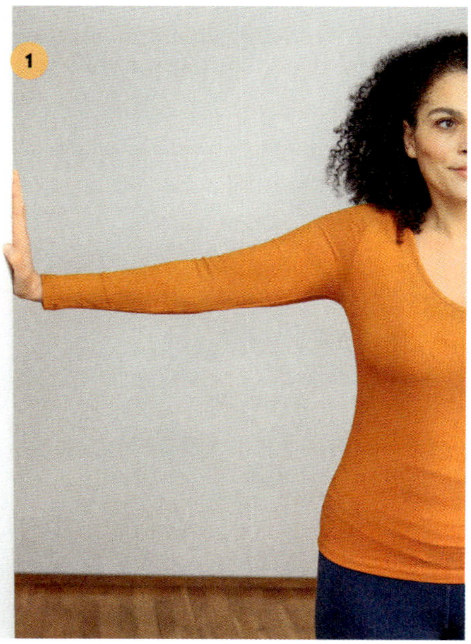

erheblich größer ist. Das Drehen der Handfläche nach oben heißt fachsprachlich Supination, das Drehen der Handfläche nach unten Pronation *(Seite 76)*.
Für diese Bewegung existiert eigens ein Nebengelenk zwischen Elle und Speiche. Wir verfügen über deutlich kräftigere Muskeln für diese Drehbewegung als im Bereich des Kniegelenks, da sie sehr wichtig für den Einsatz unseres Universalwerkzeugs Hand sind. Durchaus bemerkenswert, dass die Evolution dies so angelegt hat, lange bevor es Schraubgläser, Flaschen mit Drehverschlüssen, Drehknöpfe an Stereoanlagen oder Wasserhähne mit Drehgriffen gab.
Wie beim Kniegelenk neigen viele Menschen dazu, ein überstrecktes Ellenbogengelenk zu verriegeln, wenn sie sich auf einen Arm stützen. Aber auch in diesem Fall ist eine neutrale, flexible Position besser für das Gelenk.
Probieren Sie einmal die folgende Bewegung: Stellen Sie sich seitlich neben eine Wand, etwas weniger als eine Armlänge entfernt. Nehmen Sie mit der Handfläche Kontakt zur Wand auf, die Fingerspitzen sind nach oben ausgerichtet. Wenn alle Gelenke Ihres Arms voll beweglich sind, können Sie die Ellenbeuge bei fixierter Handposition wahlweise zur Zimmerdecke oder zum Fußboden ausrichten. Um den Arm-Schultergürtel-Arm-Bogen aufzuspannen, wird die Ellenbeuge mittig nach vorn ausgerichtet. (1)

Die Hand

Der Bauplan der Hand hat ebenfalls starke Ähnlichkeiten mit dem Bauplan des Fußes. Aber wie bei den anderen Gelenken der oberen Extremität hat die Bewegungsvielfalt Vorrang vor der Stabilität. Die Handwurzelknochen, Mittelhandknochen und Fingerglieder sind deutlich filigraner.
Eine im evolutionären Vergleich revolutionäre Neuentwicklung ist die Opposition des Daumens, also die Fähigkeit, den Daumen so zu bewegen, dass seine Fingerbeere ein Gegenüber zu den Fingerbeeren der Langfinger (vom Zeigefinger bis zum kleinen Finger) bildet. Dies ermöglicht einerseits das kraftvolle Umgreifen von Gegenständen mit der ganzen Hand, andererseits den sogenannten Pinzettengriff mit der Fingerbeere des Daumens und der Fingerbeere des Zeige- oder Mittelfingers. Er dient als Voraussetzung für feinmotorische Fertigkeiten aller Art.
Die menschliche Hand ist ein äußerst vielseitiges Werkzeug und dafür mit ungewöhnlich vielen Nervenendigungen ausgestattet. Wir können mit den Fingerbeeren sehr gut tasten und die kleinen Muskeln der Hand höchst präzise ansteuern. Entsprechend groß sind die für die Hand zuständigen Areale im Bereich des sensomotorischen Kortex in unserem Gehirn, gewissermaßen auf unserer inneren Landkarte.

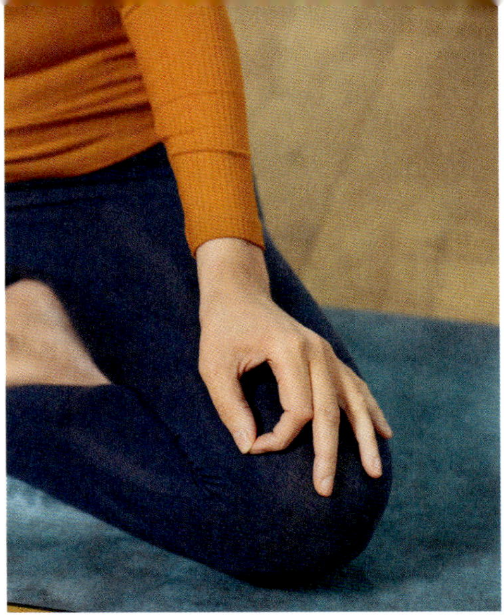

Der Pinzettengriff ermöglicht äußerst feine, aber auch kräftige Greifbewegungen.

BERÜHRUNG SCHAFFT VERBINDUNG

Wenn wir jemandem die Hand geben, schafft dies mehr Nähe, als den anderen lediglich zu grüßen. Wenn wir jemandes Hand halten, kann dies den anderen Menschen beruhigen und trösten. Wenn wir Hand in Hand gehen, signalisiert dies der Umgebung: »Wir gehören zusammen.«
Was im Verhältnis zu anderen Menschen gilt, gilt auch im Verhältnis zu uns selbst. Wenn die rechte und die linke Hand zusammenfinden, hilft uns das, eine tiefere Verbindung mit uns selbst einzugehen. Im Yoga gibt es dafür sogar eine eigene Kategorie von Übungen: die Mudras *(Seite 90–91)*.

Yoga für die Hände

Es gibt eine große Vielfalt verschiedenster Mudras. Mudras sind Gesten, die mit Händen und Fingern geformt werden. Ihnen wird die Fähigkeit zugeschrieben, Energien im Körper zu lenken und zu harmonisieren und so die Gesundheit zu fördern.

DHYANI MUDRA

Dhyani ist der Sanskritbegriff für »Hingabe«. Diese Handhaltung wird häufig in der Achtsamkeitsmeditation praktiziert. In diesem Zusammenhang symbolisieren die ineinandergelegten Hände die innere Haltung der Absichtslosigkeit, also die Bereitschaft, das Leben genauso anzunehmen, wie es gerade ist – Atemzug für Atemzug. (1)

HARA MUDRA

Hara ist einer der Namen des Gottes Shiva, einer Hauptgottheit des Hinduismus. Als Hara ist Shiva »derjenige, der das Böse zerstört«. Dieses Mudra ist also besonders hilfreich, wenn es gilt, (selbst-)destruktiven Energien Einhalt zu gebieten. Positionieren Sie die Hände nach unten weisend zwischen Nabel und Schambein vor Ihrem Unterbauch. (2)

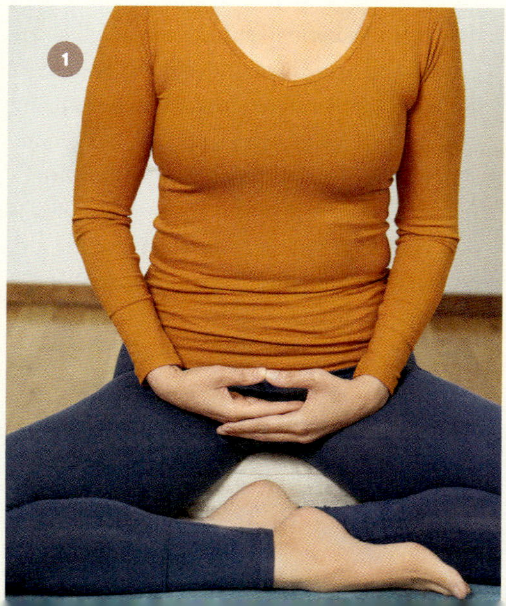

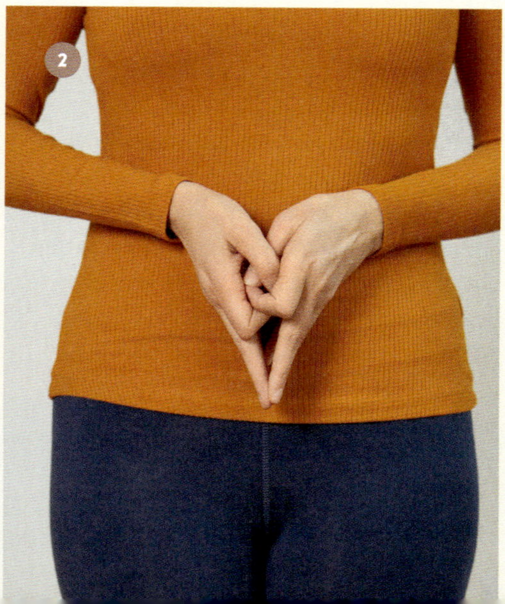

SHANKH MUDRA

Wörtlich übersetzt heißt *shankh* »Muschelhorn«. Diese großen schneckenförmigen Muscheln werden bei religiösen Zeremonien wie ein Musikinstrument geblasen. Sie klingen ähnlich wie die Silbe *om* und sollen helfen, den Geist auf Gott auszurichten. Als Geste symbolisiert dieses Mudra die Fähigkeit, den Strom der Gedanken zu bremsen. (3)

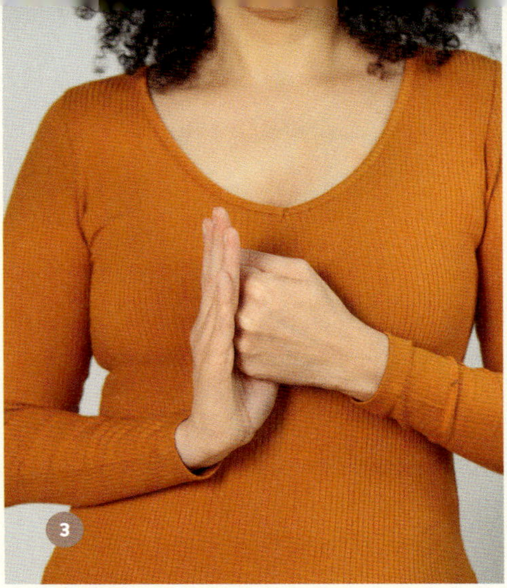

ABHAYA HRIDAYA MUDRA

Abhaya hridaya bedeutet übersetzt »mutiges Herz«. Dieses Mudra schenkt uns in schwierigen Zeiten, wenn Gefühle wie Ärger, Wut oder gar Hass unser Gemüt verdunkeln, den Mut, dass wir uns nicht verschließen, sondern eine liebevolle, herzliche Grundhaltung bewahren. (4)

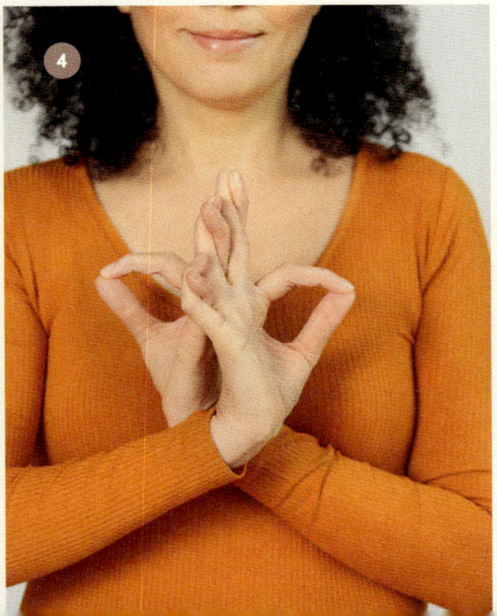

MUDRAS RICHTIG ÜBEN

Es gibt keine starren Regeln, wie oft und wie lange Mudras geübt werden müssen, damit sie ihre Wirkung entfalten. Versuchen Sie, in sich hineinzuspüren, wie lange Sie brauchen, um zentriert und bei sich zu sein, und geben Sie sich diese Zeit.

In Büchern wie *Yin Restorative Yogatherapie* von René Hug und im Internet finden Sie vertiefende Informationen und weitere Mudras. Probieren Sie aus, welche Handhaltungen Sie intuitiv ansprechen und eine spürbare Wirkung auf Ihren Organismus haben.

Die Atmung

Die Lungen füllen fast den ganzen Brustkorb aus und sind durchsetzt mit elastischen Fasern. Das Einatmen, also die Ausdehnung des Lungenvolumens, erfordert daher aktive Muskelarbeit. Die Ausatmung dagegen kann passiv erfolgen, indem sich die gedehnten elastischen Fasern der Lunge wieder zusammenziehen. Nur bei körperlicher Aktivität und dadurch erhöhtem Sauerstoffbedarf müssen auch Muskeln bei der Ausatmung mithelfen, um die Atmung zu vertiefen und zu beschleunigen.

Es gibt verschiedene Möglichkeiten zu atmen. Das Lungenvolumen kann dadurch vergrößert werden, dass sich das Zwerchfell anspannt und absenkt. Das funktioniert nur, wenn die Bauchdecke entspannt ist, damit die Organe nach unten ausweichen können. Diese Form der Atmung wird als Bauchatmung bezeichnet und ist passend, wenn wir liegen oder angelehnt sitzen und insgesamt entspannt sind. (1)

Die zweite Möglichkeit, die Lungen mit frischer Luft zu füllen, ist das Weiten des Brustkorbs durch ein Anheben der Rippen. Dabei bewegen sich die oberen Rippen vor allem nach vorn und nach oben, der untere Brustkorb dehnt sich vorwiegend zur Seite aus. Diese Formen der Atmung werden Lungenspitzen- und Flankenatmung genannt. Sie sind passend, wenn beim Sport oder bei schwerer körperlicher Arbeit die Bauchdecke angespannt werden muss, um die Wirbelsäule zu stabilisieren.

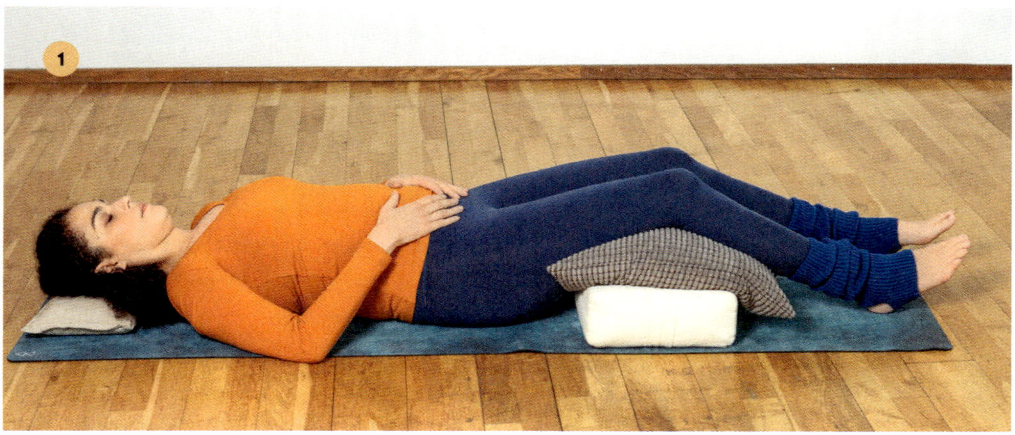

WIE ATMET MAN »RICHTIG«?

Es gibt also nicht nur eine Möglichkeit, »richtig« zu atmen. Was richtig ist, hängt von den aktuellen Anforderungen an den Körper ab und eigentlich weiß unser Hirnstamm sehr gut, was gerade passend ist.

Leider wirkt Stress als Störfaktor. Der Hirnstamm wertet eine hohe Aktivität des Sympathikus als Signal für Kampf oder Flucht. Deshalb aktivieren viele Menschen unbewusst die Muskulatur der Bauchdecke, wenn sie in einem spannungsgeladenen Meeting oder vor einer schwierigen Aufgabe am Computer sitzen, und atmen dann viel zu flach, weil der innere Antrieb für die Brustkorbatmung fehlt. Diese Einschränkung der Atmung kann so sehr zur Gewohnheit werden, dass ein längerer Entspannungsprozess notwendig wird, bis der Hirnstamm in ein entspanntes Atemmuster zurückfindet. Wenn Sie dies allerdings im Rahmen einer Yogapraxis immer wieder üben, werden Sie lernen, von einem Moment auf den anderen loszulassen, wenn Sie sich mal wieder dabei erwischen, dass Sie unwillkürlich (fast) die Luft angehalten haben.

BAUCHATMUNG ENTSPANNT

Atmen Sie möglichst durch die Nase. Das sorgt dafür, dass die Atemluft angewärmt, befeuchtet und von Staub gereinigt wird, was für die unteren Atemwege wichtig ist.

Wenn Sie mit dem Atem arbeiten möchten, um sich zu beruhigen, suchen Sie sich zunächst eine Sitzgelegenheit, die es Ihnen ermöglicht, den Rücken anzulehnen und das Gewicht der Arme abzugeben. Betonen Sie die Ausatmung. Legen Sie am Ende der Ausatmung eine kurze Pause ein, bevor Sie wieder einatmen. Dies aktiviert den Vagusnerv *(Seite 31)*. Entspannen Sie bewusst die Bauchdecke und versuchen Sie, beim Einatmen den Atem dorthin fließen zu lassen. Zählen Sie nun die Länge der Atemzüge. Das Zählen kann helfen, negative Gedanken und Gefühle zu stoppen. Wenn der Impuls zu gähnen kommt, ist das höchst willkommen, denn es vertieft die Atmung.

KOHÄRENTE ATMUNG

Im Idealfall gelingt es, die Länge der Atemzüge nach und nach zu steigern. Ziel ist es, 5,5 Sekunden einzuatmen und 5,5 Sekunden auszuatmen, damit 5,5 Atemzüge in der Minute zu vollziehen und insgesamt 5,5 Liter Luft in die Lunge und wieder hinauszubewegen. Diesen Atemrhythmus nennt man kohärente Atmung. Er ist besonders förderlich für die vegetative Balance. Probieren Sie es am besten gleich aus, aber üben Sie dabei keinerlei Druck auf sich aus. Wenn Sie Beklemmungen verspüren, sobald Sie sich auf den Atem konzentrieren, probieren Sie es lieber mit etwas anderem.

Die fünf Spannungsbögen

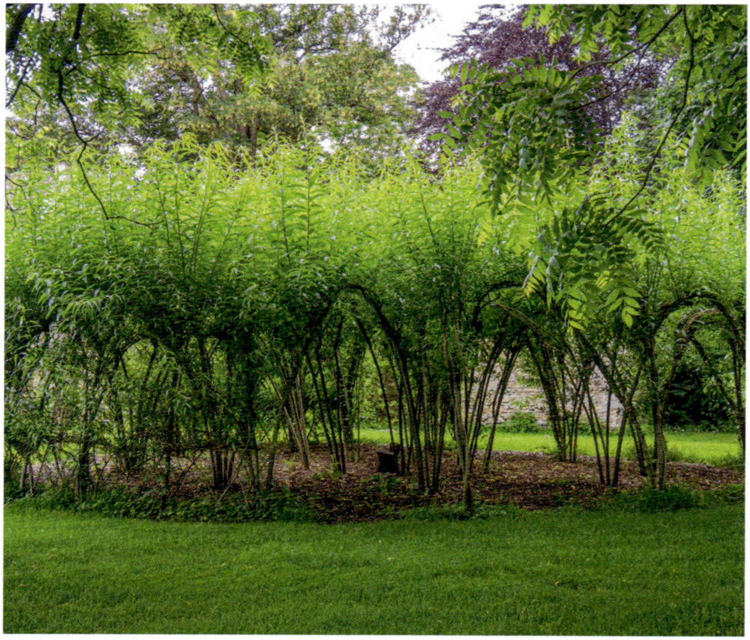

Wenn Sie das vorangegangene Kapitel aufmerksam gelesen und die Übungen zum Beispiel zu Knie- und Hüftgelenk ausprobiert haben, haben Sie das Abc der Yogapraxis erlernt. In diesem Kapitel werden die einzelnen Buchstaben zunächst zu »Wörtern« – den fünf Spannungsbögen des

Körpers – zusammengesetzt. Die Asanas entsprechen den »Sätzen«, die aus diesen Wörtern gebildet werden, und in einem Übungszyklus kann schließlich eine vollständige Geschichte erzählt werden. Oder um eine andere Metapher zu bemühen: Erst muss man die Noten auf einem Instrument spielen können, dann kann man Tonleitern erlernen und mehrere Töne zu Akkorden verbinden, um daraus am Ende auch längere Musikstücke zusammenzusetzen.

Die fünf Elemente

Die fünf Spannungsbögen des Körpers lassen sich den fünf Elementen des Ayurveda folgendermaßen zuordnen:

- *Der erste Spannungsbogen, der Bein-Becken-Bein-Bogen, wird dem ayurvedischen Element Erde zugeordnet.*
- *Der Arm-Schultergürtel-Arm-Bogen steht für das Element Luft.*
- *Die seitlichen Spannungsbögen des Rumpfs repräsentieren das ayurvedische Element des Raums.*
- *Der vordere Spannungsbogen des Rumpfs steht in Verbindung mit dem ayurvedischen Element Feuer.*
- *Der hintere Bogen des Rumpfs wird dem ayurvedischen Element Wasser zugeordnet.*

Denkt man in den abendländischen medizinischen Kategorien, fördern die Elemente Erde und Wasser den Parasympathikus, die Elemente Feuer und Luft den Sympathikus, das Element Raum ist neutral.

WEIDENBÖGEN: EIN FÜHLEXPERIMENT

Um ein Gefühl für die angestrebte Qualität der Spannungsbögen zu bekommen, sollten Sie bei Ihrem nächsten Ausflug in die Natur Ausschau nach den Schösslingen von Büschen oder Bäumen halten. Nehmen Sie geeignetes Werkzeug mit, um einen Trieb abschneiden zu können. Er sollte am unteren Ende 2 bis 2,5 Zentimeter dick und ungefähr 1,5 bis 2 Meter lang sein. Weidengerten oder Haselruten sind für dieses Fühlexperiment besonders gut geeignet, aber auch andere Triebe, etwa ein Ahornschössling, erfüllen den gewünschten Zweck.

Nehmen Sie die beiden Enden des Zweigs in Ihre Hände und formen Sie ihn zu einem Bogen. Wenn Sie wieder loslassen und die Spannung nachlässt, kehrt der Zweig in seine Ausgangsform zurück. Dies zeigt eine der besonderen Eigenschaften von Tensegrity-Konstruktionen: Sie verformen sich unter Druck, ohne Schaden zu nehmen, und kehren danach mühelos in ihre Ausgangsform zurück. Es ist die ideale Kombination aus Stabilität und Flexibilität. Ein Spannungsbogen beim Yoga sollte sich ebenso stabil und flexibel anfühlen.

Bein-Becken-Bein-Bogen

Dieser Bogen bildet das Fundament aller Stehübungen. Er hilft Ihnen dabei, sich zu erden, und unterstützt Sie dabei, einen eigenen Standpunkt zu finden und den Wechselfällen des Lebens standzuhalten.

STANDBEIN UND SPIELBEIN

1. Machen Sie diese Spürübung nach Möglichkeit barfuß. Kommen Sie zunächst in einen etwa hüftbreiten Stand. Knie und Hüften sind gestreckt, aber nicht bis zum Anschlag. Spüren Sie, wie sich Ihr Gewicht auf Fersen und Ballen verteilt. Spüren Sie die natürlichen kleinen Schwankungen über Ihrer Standfläche und die reflektorische Aktivität der Muskeln, damit Sie das Gleichgewicht halten können. Spüren Sie 2 bis 3 Minuten in Ihre Füße hinein.
2. Fangen Sie nun an, im Zeitlupentempo im Zimmer umherzugehen. Machen Sie dabei kleine Schritte. Fühlen Sie so genau wie möglich, wie sich das Spannungsmuster in den Beinen in den verschiedenen Phasen des Schreitens verändert. Spüren Sie 2 bis 3 Minuten in Ihren Gang hinein.
3. Stellen Sie sich etwas mehr als eine Armlänge entfernt vor eine Wand. Machen Sie einen Ausfallschritt mit dem rechten Bein nach vorn. Die Fußspitze des hinteren Beins ist 60 Grad nach außen gedreht, die des vorderen Fußes gerade nach vorn gerichtet. Stützen Sie sich mit den Händen gegen die Wand, sodass Sie das vordere Bein vom Boden abheben können, bis der Oberschenkel waagrecht ist. Fühlen Sie die Qualität des hinteren Standbeins und des vorderen Spielbeins. Spüren Sie etwa 30 Sekunden in Stand- und Spielbein hinein. (1) Wechseln Sie die Seite: Das rechte Bein ist nun das Standbein, das linke das Spielbein. Welches der beiden Beine ist stabiler?

→ *Lockern Sie danach die Beine aus und spüren Sie nach.*

DYNAMISCHER STAND

1 Kommen Sie in einen breitbeinigen Stand, die Füße sind parallel und etwas mehr als hüftbreit voneinander entfernt (ungefähr 50 Zentimeter). Die Knie sind leicht gebeugt, die Oberschenkel ein wenig nach außen gedreht.

2 Richten Sie das Becken auf, straffen Sie die Bauchdecke und lassen Sie das Steißbein nach unten sinken. Machen Sie kleine federnde Bewegungen in den Kniegelenken, als wollten Sie das Reiten auf einem Pferd simulieren. Federn Sie 1 bis 2 Minuten. Kommen Sie wieder zum Stillstand.

3 Neigen Sie nun im hüftbreiten Stand und bei leicht gebeugten Knien den Oberkörper ganz leicht nach vorn. Beginnen Sie, das Gewicht von einem Fuß auf den anderen zu verlagern, sodass Sie den jeweils anderen Fuß kurz vom Boden abheben können. Üben Sie dies 1 bis 2 Minuten lang. (2)

4 Kommen Sie wieder zum Stillstand und spüren Sie anschließend kurz der belebenden Wirkung der Übung in Ihren Beinen nach.

→ *Nehmen Sie sich für jeden Übungsabschnitt 1 bis 2 Minuten Zeit.*

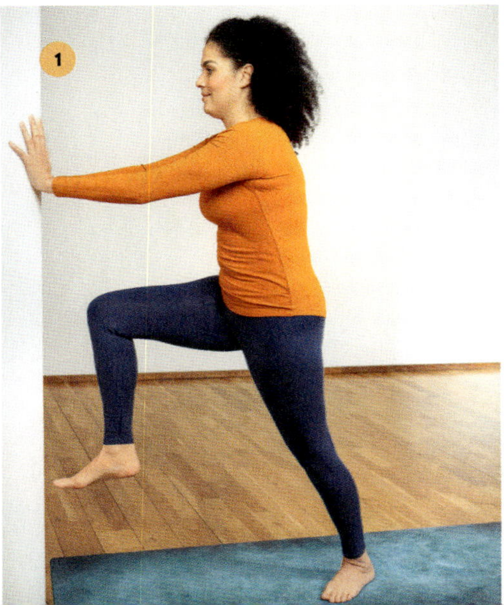

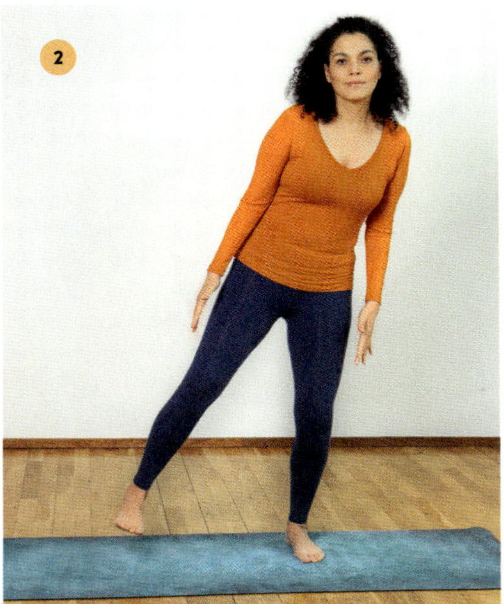

Arm-Schultergürtel-Arm-Bogen

In den Stehübungen des Steh-Sitz-Zyklus wird Ihnen dieser Bogen in der offenen, gestreckten Form begegnen *(Seite 114)*. Aber zum Kennenlernen eignen sich die beiden folgenden geschlossenen Formen besser.

MIT DEN ARMEN STÜTZEN

1. Stellen Sie sich etwa eine Armlänge entfernt vor eine Wand.
2. Heben Sie beide Arme vor dem Körper nach oben. Die Ellenbogen sind gebeugt, die Handflächen nach vorn gerichtet. Die Hände sind flach, die Finger sind aneinandergelegt (Abhaya Mudra). Die Hände befinden sich etwa auf der gleichen Höhe wie die Schultern und sind ungefähr 15 Zentimeter von der Wand entfernt.
3. Bleiben Sie gestreckt, lassen Sie sich zur Wand kippen, fangen Sie sich mit beiden Armen ab und federn Sie in die aufrechte Position zurück. Wiederholen Sie den Ablauf 10- bis 20-mal. (1)
4. Wechseln Sie in einen Ausfallschritt und drücken Sie kräftig gegen die Wand, als wollten Sie sie wegschieben. Ellenbogengelenk leicht gebeugt, Ellenbeuge nach innen gewandt. (2)

→ *1 Minute mit jedem Bein.*

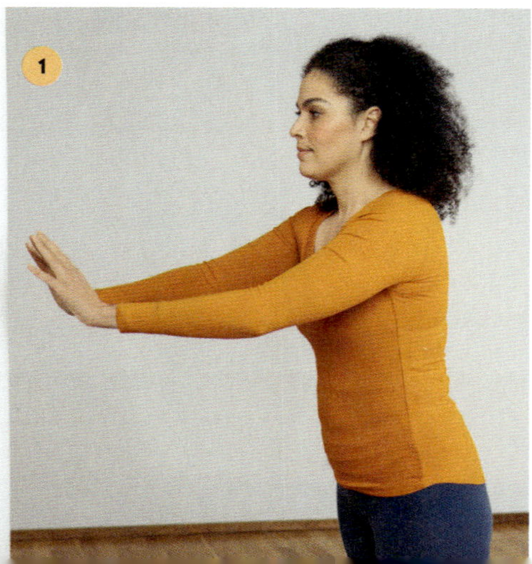

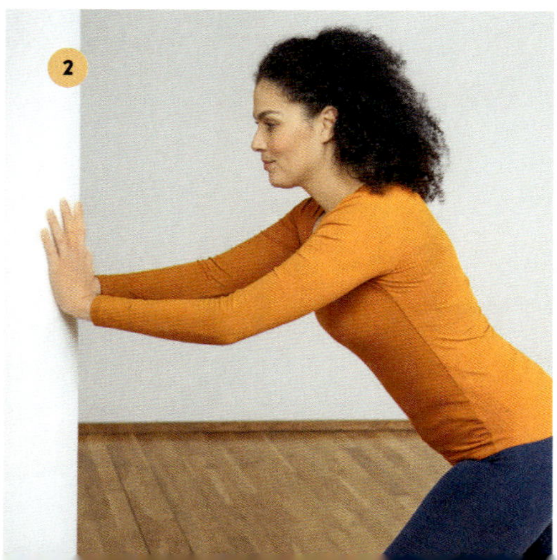

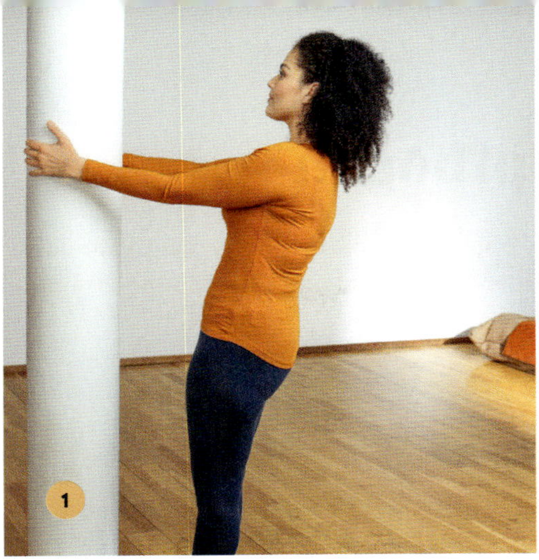

1

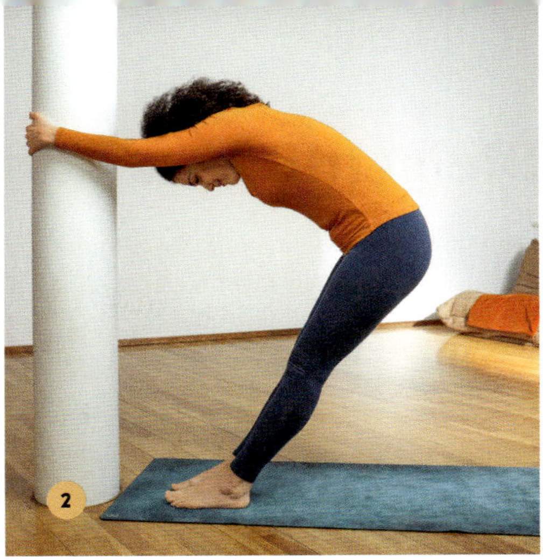

2

AN DEN ARMEN HÄNGEN

1 Stellen Sie sich quer in einen Türstock, sodass die großen Zehen unten beinah den Türstock berühren.

2 Halten Sie sich mit den Fingerspitzen am Türstock fest und strecken Sie die Arme auf Schulterhöhe aus. Beine und Rumpf sind gestreckt, sodass der ganze Körper eine nach hinten geneigte Linie bildet. Bleiben Sie nun in dieser Position 2 bis 3 Minuten hängen, bis Sie die rückwärtige Muskulatur des Schultergürtels gut spüren. (1)

3 Ziehen Sie sich nun etwas zum Türstock hin. Lassen Sie kurz los, sodass Sie wieder nach hinten fallen, und fangen Sie den Fall ab. Wiederholen Sie die Übung 10- bis 20-mal.

4 Wenn Sie eine Säule, eine Sprossenwand oder ein Treppengeländer mit viel Platz im Rücken zur Verfügung haben, können Sie folgende Variation versuchen: Hängen Sie sich mit den Armen an die Befestigung und knicken Sie in den Hüftgelenken ein. Das heißt, Arme und Oberkörper sowie die Beine bilden jeweils eine gestreckte Linie. Verschieben Sie nach und nach den Haltepunkt immer weiter nach unten, bis Arme und Rumpf waagrecht sind. (2)

5 Kommen Sie wieder in den aufrechten Stand und spüren Sie der Wirkung der Übung auf den Schultergürtel nach.

→ *Nehmen Sie sich 2 bis 3 Minuten Zeit für die Übung.*

Die seitlichen Rumpfbögen

Präziser wäre es, von einem Bein-Seiten-Arm-Bogen zu sprechen, denn die Spannungslinie beschränkt sich nicht ausschließlich auf den Rumpf. Bei allen Drehübungen werden die seitlichen Bögen spiralförmig miteinander verwunden.

DIE SEITE ÖFFNEN

1 Kommen Sie in eine mittelbreite Grätsche. Die Füße sind parallel, die Knie in Neutralposition, das Becken ist aufgerichtet.

2 Schieben Sie mit der linken Hand diagonal nach rechts oben, bis der Arm gestreckt ist und das linke Bein, die linke Seite des Rumpfs und der linke Arm eine Linie bilden. Die Handfläche weist nach rechts.

3 Die rechte Seite des Schultergürtels sinkt mit der Schwerkraft ab, der rechte Arm hängt entspannt senkrecht nach unten. Atmen Sie ruhig weiter und spüren Sie dabei in die Rippen auf der linken Seite hinein. Halten Sie diese Spannung für 2 bis 3 Minuten. (1)

4 Drehen Sie nun die linke Handfläche nach außen und führen Sie den linken Arm mit einer lang gezogenen Ausatmung im Bogen nach unten zum Rumpf zurück.

5 Spüren Sie kurz nach, wechseln Sie die Seiten und öffnen Sie im Anschluss den rechten seitlichen Rumpfbogen.

6 Kehren Sie nach 2 bis 3 Minuten in den symmetrischen Stand zurück und spüren Sie nach.

→ *Üben Sie jede Seite 2 bis 3 Minuten.*

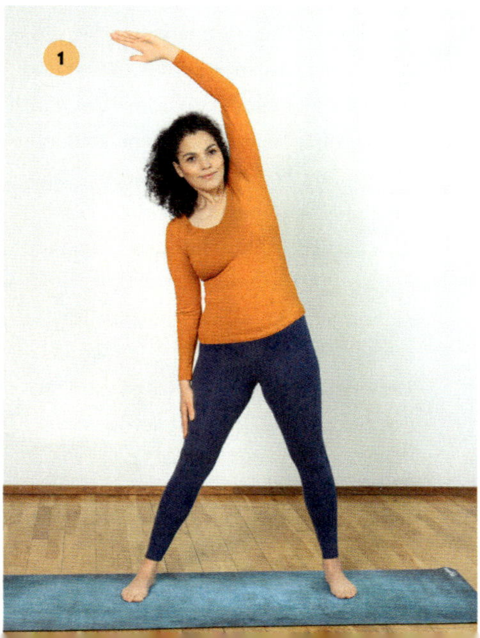

DYNAMISCHE DREHUNG

1. Kommen Sie erneut in eine mittelbreite Grätsche, Füße parallel, Knie in Neutralposition. Die Arme hängen locker neben dem Körper.
2. Drehen Sie den Oberkörper dynamisch nach rechts und links, die Arme schwingen dabei passiv mit. Am Ende der Drehung können Sie leicht in die Knie gehen. Wie bei einem Kettenkarussell heben sich die Arme seitlich vom Rumpf ab und wickeln sich am Ende locker um den Rumpf. (1) + (2)
3. Bleiben Sie 2 bis 3 Minuten rhythmisch in Bewegung. Kommen Sie dann in der Mitte zur Ruhe und spüren Sie nach.
4. Nun folgt eine statische Drehung: Heben Sie zunächst die Arme seitlich mit den Handflächen nach oben bis in die Waagrechte. Drehen Sie anschließend die linke Hand nach vorn, die rechte nach hinten. Beide Arme und der Schultergürtel sollten eine gerade Linie bilden. Halten Sie die Spannung für 1 bis 2 Minuten.
5. Drehen Sie anschließend die rechte Hand nach vorn und die linke Hand nach hinten. Bei sehr guter Beweglichkeit zeigt die eine Hand am Ende direkt nach vorn, die andere nach hinten. Aber gehen Sie bitte nur bis an Ihre persönliche Grenze.
6. Lassen Sie die Arme wieder sinken und spüren Sie der Wirkung der Übung auf den Schultergürtel nach.

→ *Üben Sie beide Drehungen ungefähr 2 Minuten.*

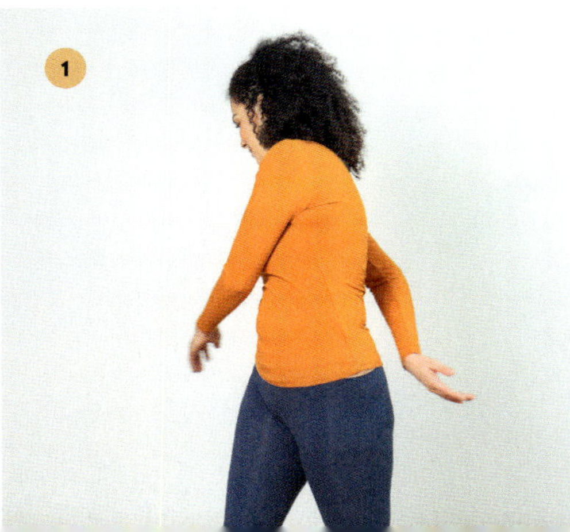

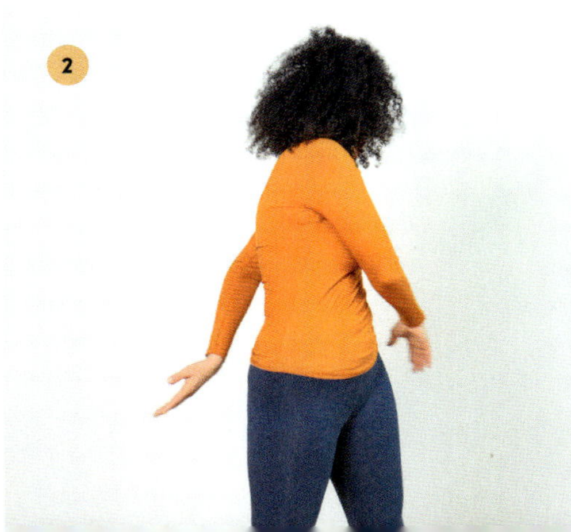

Der vordere Rumpfbogen

Menschen, die viel sitzen, leiden oft unter muskulären Dysbalancen, die es erschweren, den vorderen Rumpfbogen zu öffnen. Aber es lohnt sich, denn aus der Embodiment-Perspektive betrachtet steht er für Emotionen wie Freude und Begeisterung.

EINE ÜBUNG IM SITZEN

1. Im Sitzen stört eine verkürzte Hüftbeugemuskulatur weniger bei der Öffnung des vorderen Rumpfbogens. Deswegen ist es ratsam, zunächst mit dieser Spürübung zu starten.
2. Sie benötigen einen stabilen Stuhl oder Hocker mit einer harten oder zumindest festen Sitzfläche. Setzen Sie sich an die vordere Kante, damit Ihr Becken volle Bewegungsfreiheit hat.
3. Nehmen Sie sich zunächst Zeit für die optimale Aufrichtung. Spüren Sie das Fundament der Sitzbeinhöcker auf dem Stuhl und stellen Sie sich vor, dass ein Faden, der an Ihrem Scheitelpunkt befestigt ist, die Wirbelsäule nach oben in die Länge zieht.
4. Nehmen Sie Kontakt zu Ihrem Atem auf. Lassen Sie beim Einatmen das Becken nach vorn kippen, den geraden Bauchmuskel *(Musculus rectus abdominis)* zwischen Scham- und Brustbein lang werden. Heben Sie das Brustbein nach vorn und nach oben, heben Sie das Kinn und wenden Sie den Blick in einem Winkel von etwa 45 Grad zur Zimmerdecke. Halten Sie diese Spannung für 3 Atemzüge und atmen Sie dabei vor allem in die Lungenspitzen hinein, indem Sie die obersten Rippen noch weiter anheben. (1)
5. Kehren Sie mit dem Ausatmen wieder in die neutrale aufrechte Sitzposition zurück und pausieren Sie dann für 3 bis 4 Atemzüge.

→ *Wiederholen Sie die Öffnung des vorderen Bogens noch 2-mal und spüren Sie der Wirkung nach.*

EINE ÜBUNG IM STEHEN

1 Kommen Sie in einen hüftbreiten Stand, die Füße sind parallel. Konzentrieren Sie sich darauf, das Becken vollständig aufzurichten.

2 Die Arme hängen locker nach unten. Legen Sie die Handflächen vor dem Körper aneinander und überkreuzen Sie die Daumen.

3 Nehmen Sie Kontakt zu Ihrem Atemrhythmus auf. Heben Sie mit einer langen Einatmung die Arme, so weit Sie können – am besten, bis die Finger senkrecht nach oben zeigen. Schieben Sie zeitgleich das Becken nach vorn. Beine, Rumpf und Arme bilden eine harmonische, leicht nach vorn durchgebogene Linie. Halten Sie die Spannung für 3 Atemzüge und atmen Sie dabei vor allem in die Lungenspitzen, indem Sie die obersten Rippen noch weiter anheben. (2)

4 Lassen Sie die Arme nach dem vierten Atemzyklus beim Ausatmen sinken und kehren Sie in den neutralen Stand zurück. Machen Sie 3 bis 4 Atemzüge lang Pause.

→ *Wiederholen Sie die Übungssequenz noch 2-mal.*

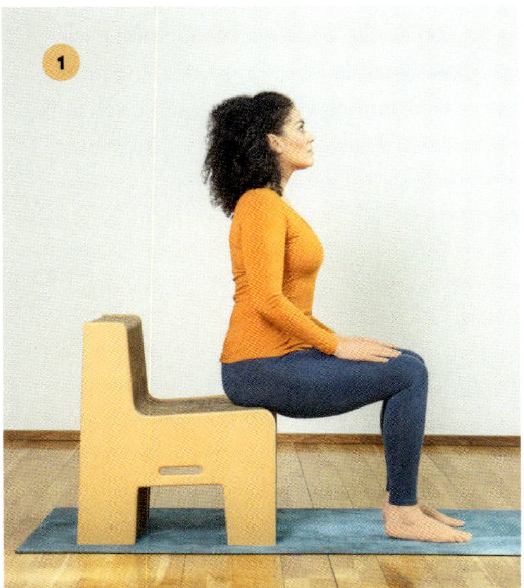

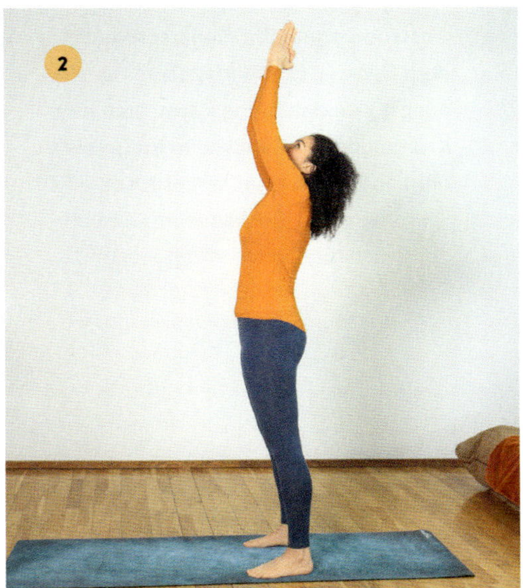

Der hintere Rumpfbogen

In der Embryonalphase ist die Wirbelsäule von oben bis unten gerundet. Für viele Menschen ist die Embryohaltung ein Leben lang die Position, in der sie am besten schlafen können. Der hintere Rumpfbogen steht für Geborgenheit und Ruhe.

DIE KATZE

1. Ausgangsposition ist der Vierfüßlerstand. Wenn Sie Ihre Handgelenke nicht in einem rechten Winkel abknicken können, platzieren Sie die Hände so weit vor den Schultern, wie es notwendig ist. Drehen Sie die Ellenbogengelenke so, dass die Ellenbeuge nach innen zeigt, und überstrecken Sie sie nicht. Heben Sie die Brustwirbelsäule sanft zwischen den Schulterblättern nach oben.
2. Platzieren Sie die Knie in hüftbreitem Abstand unmittelbar senkrecht unter dem Becken. Die Wirbelsäule hat zunächst ihre natürliche Form, also eine Krümmung zur Bauchseite im Bereich der Lendenwirbelsäule (Lordose), eine Krümmung zur Rückseite im Bereich der Brustwirbelsäule (Kyphose) und eine weitere Lordose im Bereich der Halswirbelsäule.
3. Nehmen Sie Kontakt zu Ihrem Atem auf. Heben Sie mit einer Ausatmung zunächst die Basis des Kreuzbeins und beginnen Sie, die Wirbelsäule von unten nach oben zu runden. Der Kopf wird leicht gesenkt, um die Halswirbelsäule in die Rundung einzubeziehen. Halten Sie die Spannung für 3 Atemzüge. Versuchen Sie, in die Rundung hineinzuatmen. (1)
4. Kehren Sie beim vierten Einatmen in die neutrale Position zurück, indem Sie die Rundung von unten nach oben auflösen. Pausieren Sie 3 bis 4 Atemzüge.

→ *Wiederholen Sie den Übungsablauf 3-mal und spüren Sie anschließend der Wirkung nach.*

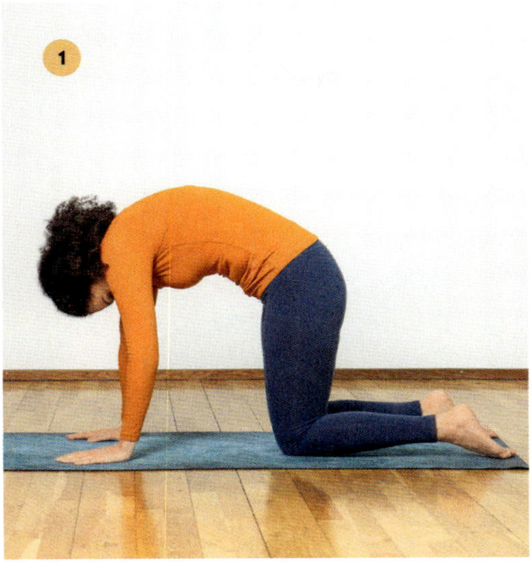

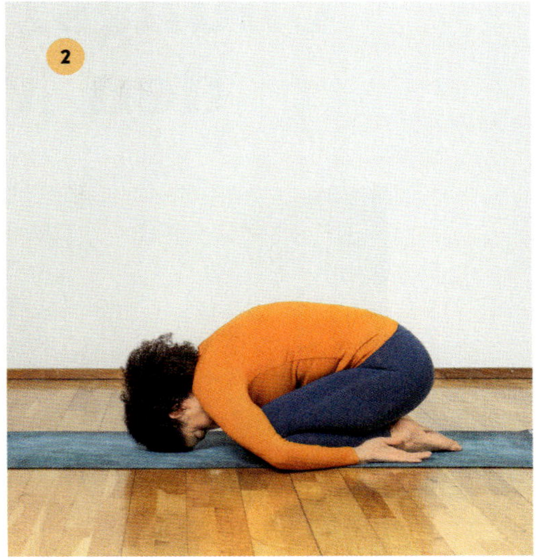

DIE KINDHALTUNG

1 Diese Übung können Sie unmittelbar an die vorherige anschließen: Lassen Sie das Gesäß auf die Fersen sinken. Wenn die Beweglichkeit der Kniegelenke dafür nicht ausreicht, platzieren Sie ein ausreichend großes Polster zwischen den Füßen.

2 Senken Sie den Kopf nach vorn zum Boden. Sie sollten ihn bequem mit der Stirn ablegen können. Gegebenenfalls benötigen Sie noch ein weiteres Kissen als Unterlage für die Stirn, damit Sie die Position ein paar Minuten lang angenehm halten können.

3 Lassen Sie die Arme nach vorn ausgestreckt oder legen Sie sie mit den Handrücken zum Boden neben dem Körper ab. Die Finger zeigen nach hinten. Probieren Sie aus, welche Variante für Sie angenehmer ist. (2)

4 Versuchen Sie, in die Rückenrundung hineinzuatmen.

→ *Verharren Sie 2 bis 3 Minuten in dieser Position.*

Übungszyklus für den Morgen

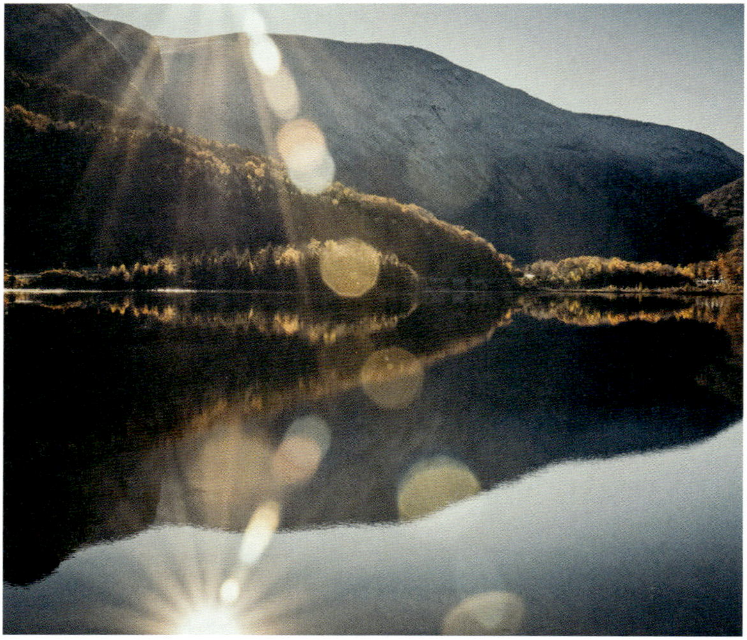

Da Sie nun die fünf Spannungsbögen des Körpers kennen (ab *Seite 94*), sind Sie für die klassischen Asanas bestens gerüstet. Wörtlich übersetzt bedeutet der Sanskritbegriff *asana* »stabiler, bequemer Sitz«. Das mag vor allem Yoganeulingen wie Ironie vorkommen, denn für sie sind die ungewohnten Posen kei-

nesfalls bequem und eher ein herausfordernder Balanceakt als sonderlich stabil.
Üben Sie deshalb zunächst nur die Haltungen, in denen Sie diese beiden Qualitäten – stabil und bequem – tatsächlich umsetzen und erleben können. Wann immer es möglich ist, werde ich im Rahmen der Übungsanleitungen erklären, wie Sie eine Übung vereinfachen können, um sich nach und nach der klassischen Form anzunähern.

Der richtige Rhythmus

Bemühen Sie sich dabei aber immer darum, den inneren Rhythmus des folgenden Übungszyklus beizubehalten:

~ *Die ersten Asanas der Übungsfolge dienen der Sammlung und Zentrierung.*
~ *Sodann wird die Anstrengung nach und nach gesteigert, der Sympathikus wird immer stärker aktiviert.*
~ *Anschließend wird diese Aktivierung Schritt für Schritt wieder zurückgenommen und bei den Sitzübungen soll der Parasympathikus die Führung übernehmen.*
~ *Am Schluss steht eine tiefe Entspannung. Für den vollen Übungszyklus benötigen Sie ungefähr eine Stunde.*

Bis Sie die Abfolge und die Ausführung der Übungen verinnerlicht haben, können Sie eine Audioanleitung nutzen. Den Link und einen QR-Code finden Sie auf *Seite 171*.

Hilfreiche Symbolik

Der Zyklus ist mit dem hinduistischen Mythos vom heldenhaften Krieger Virabhadra verbunden. Er wurde vom Gott Shiva aus einer seiner Locken erschaffen, um den Tod seiner Gemahlin Sati zu sühnen, für deren Selbstmord Shiva ihren Vater, den König Daksha, verantwortlich machte.
Die Stehübungen symbolisieren, wie sich der Held zunächst sammelt (Berg- und Baumhaltung), wie er seine Glieder zur Vorbereitung auf die Auseinandersetzung streckt (Die Dreieckstellung), seinen Gegner zielstrebig verfolgt (Die langgestreckte Flanke), ihn im Kampf konfrontiert (Die erste Heldenstellung), nach dem Sieg triumphiert (Die zweite Heldenstellung), sich demütig vor seinem Schöpfer Shiva verneigt, dem er den Sieg verdankt (Der Kniekuss), und in die Ruhe zurückkehrt (Vorbeuge aus dem Stand).

Gefühlsbewältigung

Die Embodiment-Forschung beleuchtet die Wechselwirkungen zwischen Körper und Psyche, also zwischen Körperhaltung, Gefühlen und Gedanken *(Seite 69)*. Sie hat gezeigt, dass der symbolische Ausdruck von Emotionen im Alltag sehr hilfreich sein kann, um Ärger und Aggressionen abzubauen, die wir andernfalls in uns hineinfressen würden.

Die Berghaltung

Tada ist das Sanskritwort für »Berg«. Tadasana wirkt zunächst gar nicht wie eine »echte« Yogaübung. Einfach nur dastehen? Das kann doch jeder! Aber richtig aufrecht zu stehen, ist für so manchen gar nicht so einfach.

TADASANA

1 Ausgangsposition ist der beidbeinige Stand. Stellen Sie die Füße ganz nah nebeneinander, sodass sich die Innenknöchel fast berühren. Dies verkleinert die Standfläche und erhöht die Anforderung an die Balance.

2 Versuchen Sie, Ihre Fußgewölbe so gut wie möglich aufzurichten (siehe auch *Seite 74–75*). Die Last soll gleichmäßig auf den Rückfuß und den Vorfuß verteilt werden. Die Zehen haben nur lockeren Bodenkontakt, sie krallen sich nicht ein und greifen nicht.

3 Strecken Sie die Kniegelenke, aber achten Sie darauf, die Beine nicht zu überstrecken (Neutralposition, *Seite 79*). Die Kniescheiben sind gerade nach vorn ausgerichtet.

4 Strecken Sie die Hüftgelenke und richten Sie das Becken auf. Wenn Sie zum Hohlkreuz neigen, müssen Sie die Bauchdecke etwas straffen und den Rücken lang werden lassen.

5 Richten Sie die Brustwirbelsäule so gut wie möglich auf, aber überstrecken Sie sie nicht. Strecken Sie sanft die Halswirbelsäule, indem Sie das Kinn etwas anziehen (*chin-in*).

6 Nehmen Sie die Schulterblätter so weit zurück, dass die senkrecht nach unten gestreckten Arme mit nach innen gewendeten Handflächen die seitlichen Hosennähte berühren. (1)

7 Atmen Sie ruhig und regelmäßig.

→ *Bleiben Sie 2 bis 3 Minuten in der Berghaltung.*

Embodiment-Wirkung

- Die Berghaltung hilft, die eigene Mitte zu finden und »im Lot« zu sein.
- Sie unterstützt dabei, mit beiden Beinen fest im Leben zu stehen.
- Sie trägt dazu bei, den eigenen Standpunkt zu finden und klar zu vertreten.

Tipp

Die Selbstkontrolle mithilfe eines Spiegels gehört eher ins Fitnessstudio oder in den Ballettsaal als in die Yogapraxis. Für Anfänger kann es allerdings sinnvoll sein, ab und zu die eigene Haltung im Spiegel zu betrachten, bis das innere Gespür dafür ausreichend entwickelt ist.

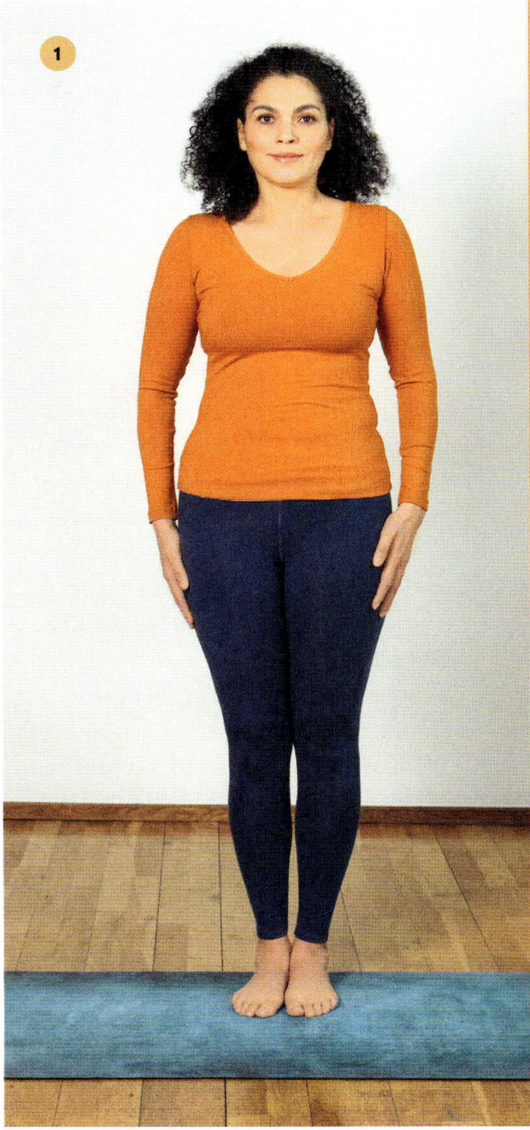

Die Baumhaltung

Während ein Berg felsenfest in der Landschaft steht, ist ein Baum flexibel und vital. Er wiegt sich im Wind. Er wächst. Er strebt dem Licht zu. Er verbindet Erde und Himmel, holt Wasser aus der Tiefe und gibt es an die Luft ab.

VRKSASANA

1 Dank der Berghaltung sind Sie bestens auf den Baum vorbereitet: Sie haben sich optimal aufgerichtet und Ihren Schwerpunkt über einer verkleinerten Standfläche ausbalanciert. Verkleinern Sie Ihre Standfläche nun weiter, indem Sie das Gewicht ganz auf den linken Fuß verlagern.

2 Entwickeln Sie die »Spielbeinqualität« im rechten Bein: Heben Sie das Knie leicht an, kreisen Sie zuerst im Sprunggelenk und schwingen Sie dann den Unterschenkel locker vor und zurück. Heben Sie den Oberschenkel anschließend noch weiter an und stellen Sie die rechte Fußsohle an die Innenseite des linken Oberschenkels. Ziehen Sie die Fußspitze leicht zum Schienbein und betonen Sie den Druck der Ferse.

3 Legen Sie zunächst die Hände vor der Brust mit den Handflächen aneinander (Anjali Mudra) und kommen Sie zur Ruhe, bis Sie stabil stehen. Führen Sie die beiden Hände dann in einem großen Bogen zu beiden Seiten über den Kopf. Legen Sie die Handflächen dort wieder aneinander und geben Sie dem Baum so eine Krone. (1)

4 Versuchen Sie, die Stellung 1 bis 2 Minuten zu halten. Drehen Sie die Handflächen nach außen und senken Sie die Arme über die Seiten wieder ab. Stellen Sie erst danach den rechten Fuß wieder auf den Boden.

→ *Machen Sie ungefähr 30 Sekunden Pause und wiederholen Sie die Baumhaltung mit dem rechten Bein als Standbein.*

Embodiment-Wirkung

- Die Baumhaltung unterstützt Sie dabei, sich zu erden.
- Sie fördert die Fähigkeit, sich auf das Hier und Jetzt zu fokussieren.
- Sie hilft dabei, mit Unsicherheiten und Instabilität zurechtzukommen.

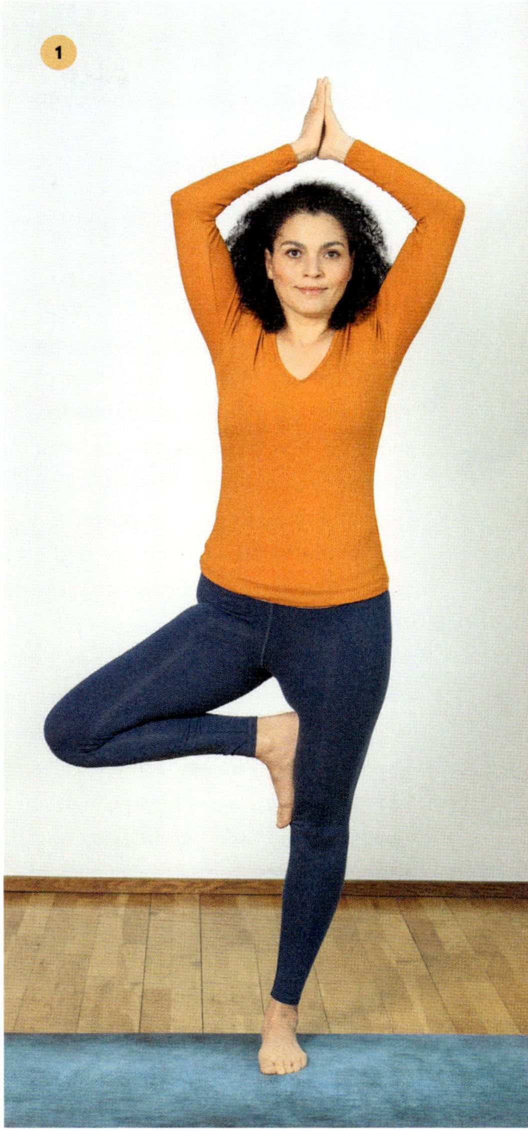

Tipp

Üben Sie zunächst auf festem Untergrund. Schon eine dünne Gummimatte erhöht die Anforderungen an die Koordination. Halten Sie sich mit den Augen an einer senkrechten Struktur in Ihrem Blickfeld fest. Der Gleichgewichtssinn ist erst 30 Minuten nach dem Aufstehen voll funktionstüchtig, vorher wird der Baum kaum gelingen.

Die Dreieckstellung

Diese Übung ist in Hinblick auf die Spannungsbögen so etwas wie die Ouvertüre einer Oper: Alle »Motive«, die im weiteren Zyklus vorkommen, werden hier bereits einmal verwendet, wobei keines davon in den Vordergrund tritt.

TRIKONASANA

1 Kommen Sie in eine kurze Schritthaltung. Rechtes Bein vorn, linkes hinten. Die Füße stehen in der Spurbreite des natürlichen Gangbilds. Beide Kniegelenke bleiben in der Neutralposition.

2 Drehen Sie die Spitze des linken Fußes (Standbein) 60 Grad nach außen. Richten Sie die rechte Kniescheibe und die rechte Fußspitze nach vorn aus. (1)

3 Neigen Sie den Oberkörper um die Achse der Hüftgelenke nach vorn, bis der in sich gestreckte Rumpf waagrecht ist. Die Hände gleiten an der Vorderseite des vorderen Beins nach unten. Fahren Sie nur fort, wenn dies gelingt, ohne dass die Knie sich beugen. (2)

4 Drehen Sie den Rumpf um seine zentrale Achse: Die linke Schulter zeigt nach oben, die rechte nach unten. Die rechte Hand bleibt locker im Kontakt mit dem rechten Unterschenkel, der linke Arm liegt an der linken Seite. (3)

5 Nur wenn es Ihnen gelingt, sich weit genug zu drehen, ist es ohne Gefährdung der Schulter möglich, den linken Arm Richtung Zimmerdecke zu heben. Der Blick folgt der linken Hand. (4)

6 Versuchen Sie, die Position 1 bis 2 Minuten zu halten und dabei ruhig zu atmen. Senken Sie zunächst den linken Arm zum Rumpf, drehen Sie dann den Rumpf zurück Richtung Bein und richten Sie sich zuletzt wieder auf.

→ *Machen Sie ungefähr 30 Sekunden Pause und üben Sie die Dreieckstellung zur anderen Seite.*

Embodiment-Wirkung

+ In dieser Haltung werden alle fünf Spannungsbögen gleichermaßen stark aktiviert.
+ Sie steht für eine Balance der fünf Elemente, für emotionale Ausgeglichenheit.

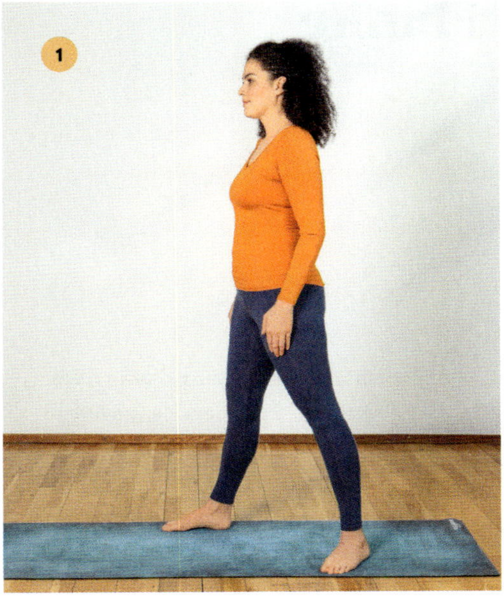
1

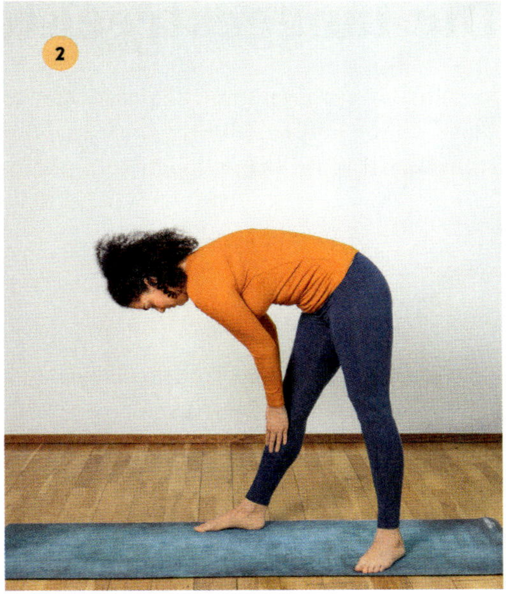
2

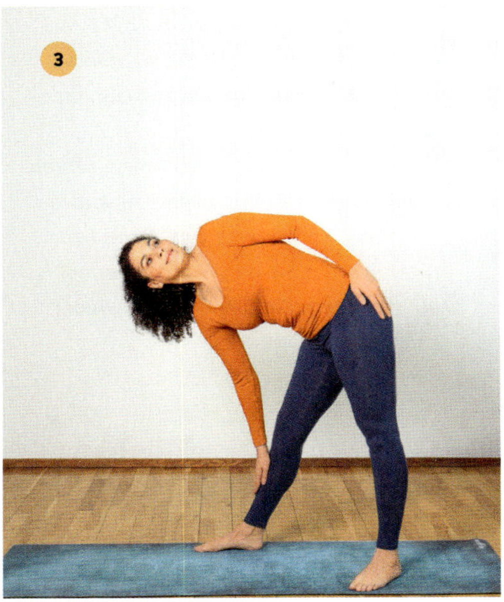
3

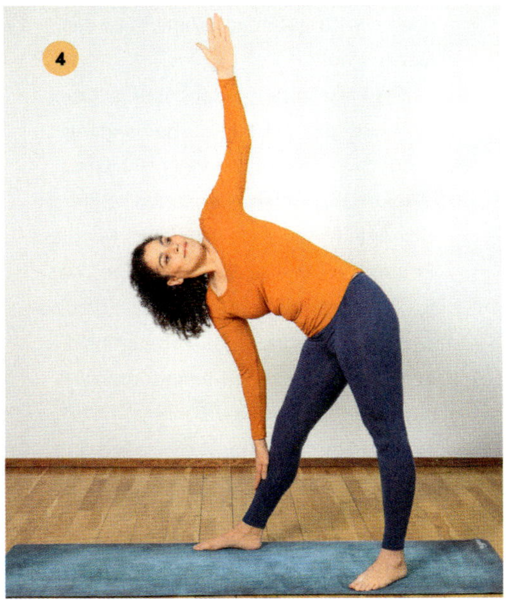
4

Die langgestreckte Flanke

Im Sanskrit bedeutet *utthita* »gestreckt«, *parsva* »Seite« und *kona* so viel wie »Winkel«. Diese Übung betont den seitlichen Spannungsbogen *(Seite 100)*. Sie symbolisiert eine energiegefüllte Bewegung nach vorn und die Eigenschaft der Zielstrebigkeit.

UTTHITA PARSVAKONASANA

1 Kommen Sie in eine größere Schritthaltung. Das rechte Bein ist vorn, das linke hinten. Die Füße stehen nicht auf einer Linie, sondern in der Spurbreite des natürlichen Gangbilds. Die linke Fußspitze zeigt 60 Grad nach außen. Das linke Knie bleibt in der Neutralposition, das rechte wird gebeugt. Drehen Sie das Becken auf.

2 In der klassischen Übung ist der Oberschenkel des gebeugten Beins waagrecht, das Knie bildet einen 90-Grad-Winkel. Bei vielen Menschen reicht die Beweglichkeit der Hüftgelenke für diese Position nicht aus. Probieren Sie, was für Sie persönlich möglich ist. Entscheidend ist, dass sich das gebeugte Knie genau über dem Fuß befindet und es nicht nach innen abweicht.

3 Neigen Sie den Oberkörper nach rechts, bis die linke Seite des Rumpfs die Linie des linken Beins schräg nach oben fortführt. Schieben Sie die linke Hand in Verlängerung dieser Linie schräg nach oben. Versuchen Sie, die gesamte Länge des seitlichen Bogens zu spüren, vom kleinen Zeh bis zum kleinen Finger. (1)

4 Versuchen Sie, die Position 1 bis 2 Minuten zu halten. Atmen Sie währenddessen ruhig und vor allem in den unteren Brustkorb hinein.

5 Um aus der Haltung zu kommen, führen Sie den linken Arm in einer Kreisbewegung vom Körper weg zum Rumpf zurück. Richten Sie den Oberkörper auf und verlagern Sie das Gewicht wieder ganz auf das Standbein.

→ *Machen Sie ungefähr 30 Sekunden Pause und üben Sie zur anderen Seite. Spüren Sie anschließend im aufrechten Stand nach.*

Embodiment-Wirkung

- Die langgestreckte Flanke fördert die klare Orientierung auf ein Ziel.
- Sie stärkt das Durchhaltevermögen, bis das angestrebte Ziel erreicht ist.

Tipp

Wenn Sie keine rutschfeste Matte haben, können Sie die Ferse des hinteren Beins unmittelbar vor eine Wand stellen, damit Ihr Standbein einen festen Halt findet.

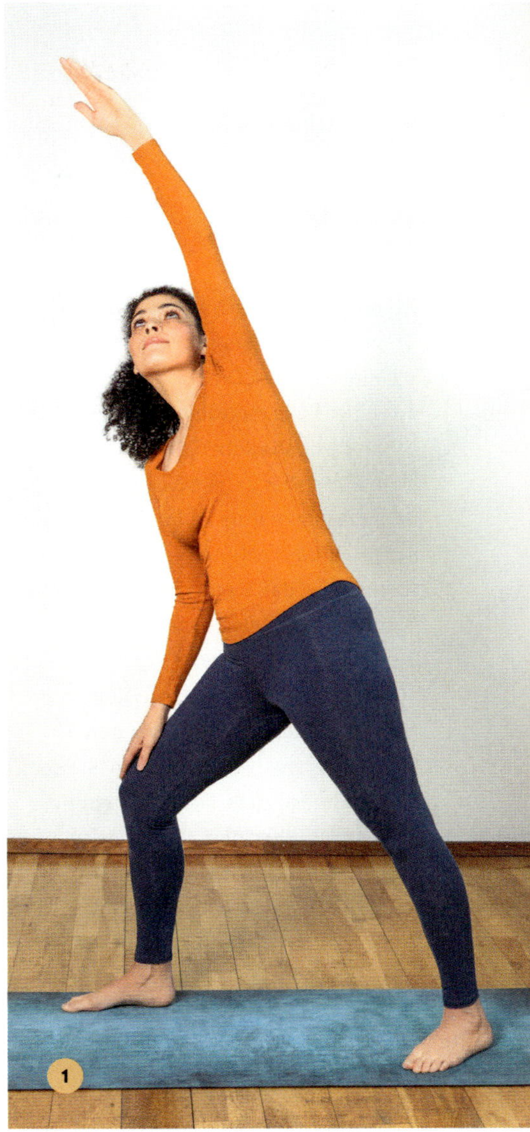

Die erste Heldenstellung

Das Sanskritwort *vira* bedeutet »Held«, *hadra* heißt »Freund«. Den hinduistischen Mythos von Virabhadra kennen Sie bereits *(Seite 107)*. Die nach ihm benannte Übung betont den vorderen Spannungsbogen des Körpers *(Seite 102)*.

VIRABHADRASANA I

1 Kommen Sie erneut in eine größere Schritthaltung. Das rechte Bein ist vorn, das linke hinten. Die Füße stehen nicht auf einer Linie, sondern in der Spurbreite des natürlichen Gangbilds. Die linke Fußspitze zeigt 60 Grad nach außen. Das linke Knie ist in der Neutralposition, das rechte Knie wird gebeugt.

2 Richten Sie das Becken frontal nach vorn aus. Bei vielen Menschen reicht die Beweglichkeit der Hüftgelenke nicht aus, um das vordere rechte Knie in einem 90-Grad-Winkel zu beugen. Probieren Sie, was Ihnen möglich ist. Entscheidend ist, dass sich das gebeugte Knie genau über dem Fuß befindet und nicht nach innen abweicht.

3 Richten Sie das Becken möglichst weit auf. Legen Sie die Handflächen vor dem Körper aneinander und überkreuzen Sie die Daumen. Atmen Sie langsam ein und heben Sie dabei die Arme, so hoch Sie können. Im Idealfall zeigen die Finger senkrecht nach oben. Die Schultern bleiben tief, der Blick geradeaus auf einen imaginären Gegner gerichtet. (1)

4 Versuchen Sie, die Position 1 bis 2 Minuten zu halten. Atmen Sie dabei möglichst ruhig und vor allem in die oberen Rippen hinein.

5 Um aus der Stellung zu kommen, lassen Sie zunächst die Arme sinken. Strecken Sie dann das vordere Bein, um das Gewicht auf das Standbein zurückzuverlagern, und lösen Sie schließlich die Schrittstellung auf.

→ *Machen Sie ungefähr 30 Sekunden Pause und üben Sie zur anderen Seite. Spüren Sie anschließend im aufrechten Stand nach.*

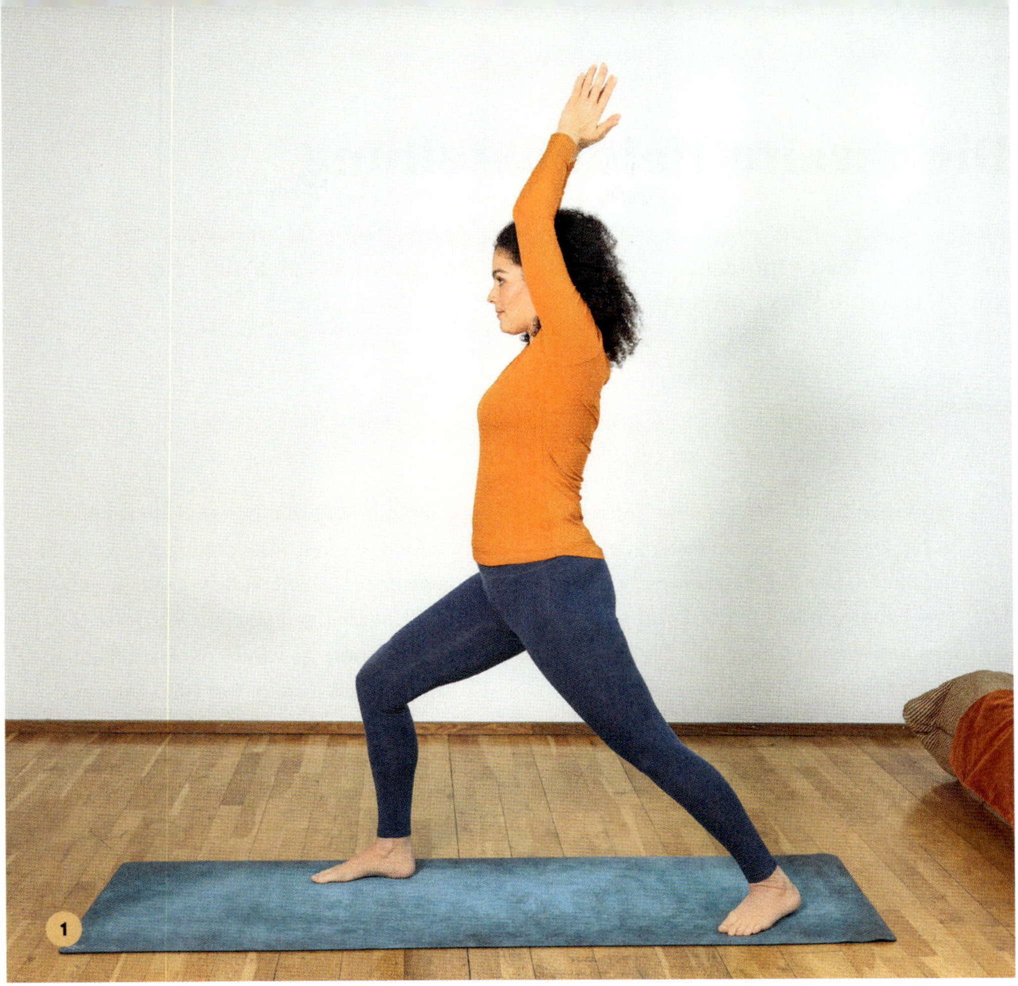

Embodiment-Wirkung

+ Die erste Heldenstellung stärkt das Selbstbewusstsein.
+ Sie fördert eine Haltung, die dem Gegenüber signalisiert, dass man nicht zurückweichen wird.
+ Auf diese Weise hilft sie dabei, die eigenen Ziele durchzusetzen.

Tipp

Wenn Sie die Arme nicht schmerzfrei über den Kopf heben können, nehmen Sie die Arme besser vor den Körper. Die Ellenbogen zeigen nach unten, die Handflächen sind nach vorn gerichtet, als wollten Sie einen schweren Gegenstand wegschieben.

Die zweite Heldenstellung

Diese Position ist die symbolische Darstellung des Moments, in dem der Held nach erfolgreich bestandenem Kampf seinen Triumph genießt. Sie betont den Arm-Schultergürtel-Arm-Bogen *(Seite 98)*.

VIRABHADRASANA II

1 Kommen Sie in eine größere Schritthaltung. Das rechte Bein ist vorn, das linke ist hinten. Die Füße stehen nicht auf einer Linie, sondern in der Spurbreite Ihres natürlichen Gangbilds. Die linke Fußspitze zeigt 60 Grad nach außen. Das linke Knie bleibt in der Neutralposition, das rechte wird gebeugt.

2 Öffnen Sie das Becken dieses Mal wieder in den Schritt hinein. Die Länge des Schritts ist von der Beweglichkeit Ihrer Hüftgelenke abhängig. Wählen Sie die Schrittlänge so, dass Sie das gebeugte rechte Knie ganz exakt über dem Fuß platzieren können und es nicht nach innen abweicht.

3 Richten Sie Becken und Oberkörper so weit wie möglich auf.

4 Strecken Sie den rechten Arm nach vorn, den linken Arm nach hinten aus, sodass beide Arme mit den Schultern und dem Oberkörper eine gerade Linie bilden, die der Ausrichtung des Schritts entspricht. Die Schultern bleiben tief, die Ellenbeugen sind zur Vorderseite des Körpers gewandt, die Handflächen zeigen zum Boden. Der Blick geht zur vorderen Hand. (1)

5 Versuchen Sie, die Position 1 bis 2 Minuten zu halten. Atmen Sie dabei tief und ruhig und vor allem in die oberen Rippen hinein.

6 Um aus der Stellung zu kommen, lassen Sie zunächst die Arme sinken. Strecken Sie dann das vordere Bein, um das Gewicht auf das Standbein zurückzuverlagern, und lösen Sie schließlich die Schrittstellung auf.

→ *Machen Sie ungefähr 30 Sekunden Pause und üben Sie zur anderen Seite. Spüren Sie anschließend im aufrechten Stand nach.*

Embodiment-Wirkung

+ Die zweite Heldenstellung hilft dabei, unaufdringlich stolz zu sein auf all die Dinge, die man leistet.
+ Sie ist ein gutes Gegenmittel für den Satz »Eigenlob stinkt«, den viele von uns noch vermittelt bekamen.
+ Sie stärkt die Unabhängigkeit von den Bewertungen anderer Menschen.

Tipp

Werfen Sie anfangs auch gelegentlich einen Blick zurück auf den hinteren Arm, denn er tendiert dazu, der Schwerkraft folgend abzusinken. Falls Sie aufgrund von Schulterschmerzen die horizontale Armposition nicht halten können, können Sie die Hände stattdessen auch in die Taille stützen.

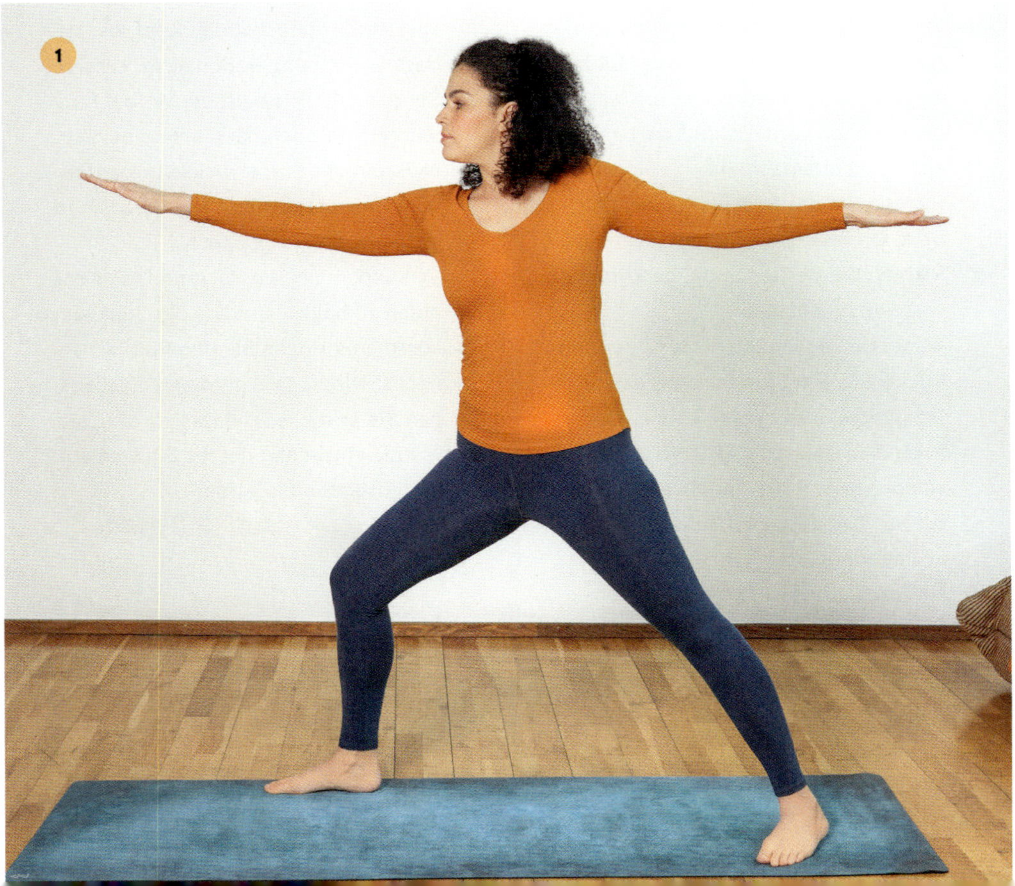

Der Kniekuss

Die Sanskritbezeichnung dieser Übung enthält die Wörter *parsva*, »Flanke«, und *uttana*, »intensive Streckung«. Auf die Geste des Triumphs in der zweiten Heldenstellung folgt nun eine Geste der Demut, die Verneigung vor dem Schöpfergott.

PARSVOTTANASANA

1 Kommen Sie nun in eine etwas kürzere Schritthaltung. Das rechte Bein ist vorn, das linke Bein ist hinten. Die Füße stehen wieder in der Spurbreite Ihres natürlichen Gangbilds. Die linke Fußspitze zeigt 60 Grad nach außen, die rechte gerade nach vorn. Beide Knie befinden sich in Neutralposition.

2 Richten Sie das Becken – anders als beim Dreieck – frontal nach vorn aus. Richten Sie Becken und Oberkörper so weit wie möglich auf.

3 Verschränken Sie die Arme hinter dem Rücken. Wenn Sie sehr bewegliche Schultergelenke haben, können Sie auch die klassische Variante der Asana versuchen und die Handflächen stattdessen zwischen den Schulterblättern aneinanderlegen.

4 Neigen Sie den in sich gestreckten Rumpf um den Drehpunkt der Hüftgelenke nach vorn. Fahren Sie nur dann mit der Übung fort, wenn Sie mühelos die Horizontale erreichen.

5 Lassen Sie zunächst den Kopf los, sodass er Richtung Boden sinkt. Lassen Sie dann die Wirbelsäule Wirbel für Wirbel von oben nach unten los. Die Muskeln der Körperrückseite werden vom Gewicht des Kopfes in die Länge gezogen, so weit es geht. (1)

6 Versuchen Sie, die Position 1 bis 2 Minuten zu halten. Um aus der Stellung zu kommen, bringen Sie den Rumpf zunächst wieder in die Waagrechte. Beugen Sie anschließend das vordere rechte Knie ein wenig, richten Sie sich auf und lösen Sie die Arme.

→ *Machen Sie ungefähr 30 Sekunden Pause und üben Sie zur anderen Seite. Spüren Sie anschließend im aufrechten Stand nach.*

Embodiment-Wirkung

- Die Verneigung ist eine universelle menschliche Geste, die Achtung und Respekt für jemanden oder etwas Größeres zum Ausdruck bringt.
- Allerdings ist Demut keinesfalls mit Unterwerfung gleichzusetzen. Auch diese Haltung ist klar und selbstbewusst.

Tipp

Anfänger oder Übende, die weniger beweglich sind und trotz beharrlichen Übens nicht über den vierten Schritt hinauskommen, können zum Beispiel einen Stuhl als Hilfsmittel einsetzen. Sie können ihre Arme auf der Lehne ablegen, statt sie im Rücken zu verschränken, damit sich ihr Rücken in der Horizontalen entspannen kann.

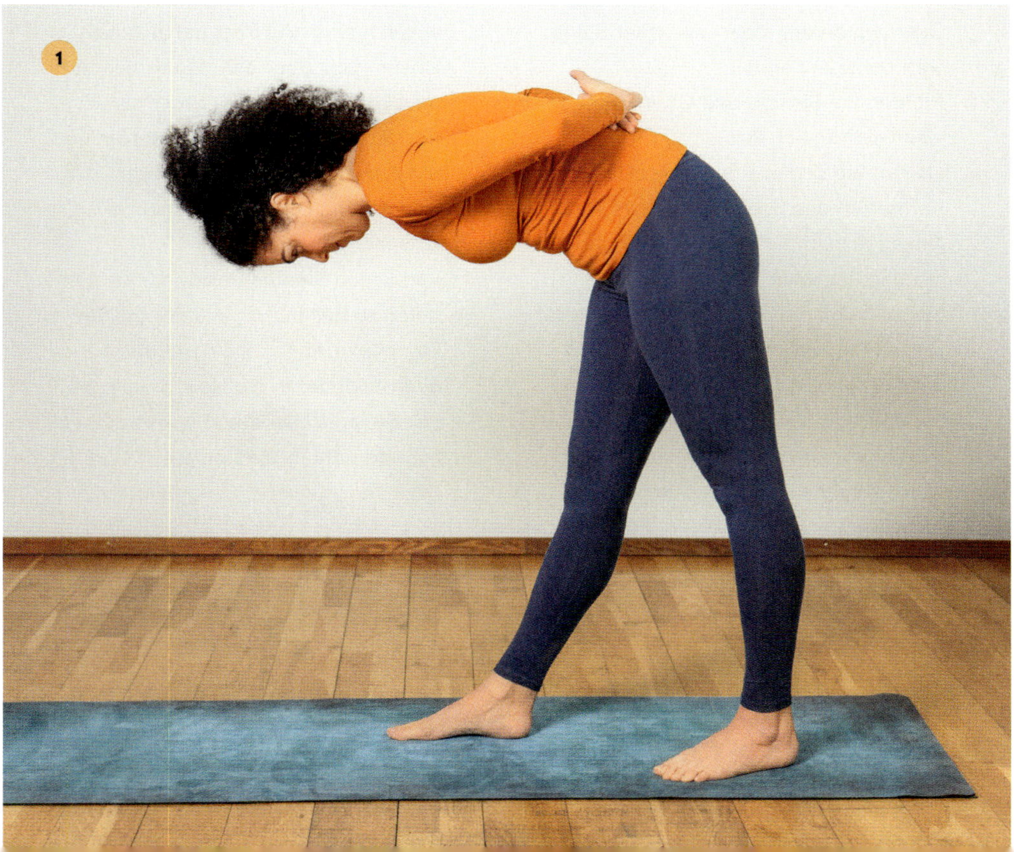

Vorbeuge aus der Grätsche

Im Yoga gelten alle Vorbeugen als Hingabehaltungen. Dies macht den Kniekuss zum Wendepunkt im Steh-Sitz-Zyklus von der sympathikusfördernden, extrovertierten Aktivität zur vagusfördernden, introvertierten Passivität.

PRASARITA PADOTTANASANA

1 Kommen Sie in eine aufrechte Grätsche. Die Füße sind parallel nach vorn ausgerichtet. Stellen Sie die Beine so weit auseinander, dass Sie eine sanfte Dehnung an der Innenseite Ihrer Beine wahrnehmen können.

2 Richten Sie Becken und Oberkörper so weit wie möglich auf.

3 Neigen Sie den in sich gestreckten Rumpf um den Drehpunkt der Hüftgelenke nach vorn. Fahren Sie nur dann mit den nächsten Schritten fort, wenn Sie mühelos die Horizontale erreichen.

4 Lassen Sie zunächst den Kopf los, sodass er Richtung Boden sinkt. Lassen Sie dann die Wirbelsäule Wirbel für Wirbel von oben nach unten los. Die Muskeln der Körperrückseite werden vom Gewicht des Kopfes in die Länge gezogen, so weit es geht. Legen Sie die Hände nach Möglichkeit flach auf dem Boden ab. (1)

5 Anfänger oder Übende, die weniger beweglich sind und trotz beharrlichen Übens nicht über den dritten Schritt hinauskommen, können zum Beispiel einen Stuhl als Hilfsmittel einsetzen und die Arme auf der Lehne ablegen, damit sich der Rücken in der Horizontalen entspannen kann. (2)

6 Versuchen Sie, die Position 2 bis 3 Minuten zu halten. Um aus der Stellung zu kommen, bringen Sie den Rumpf zunächst wieder in die Horizontale. Beugen Sie anschließend die Knie ein wenig und richten Sie sich auf.

→ *Lockern Sie die Beine und spüren Sie der Wirkung der Übung nach.*

Embodiment-Wirkung

- Die Vorbeugen im Yoga helfen, den eigenen Wahrnehmungsfokus von außen nach innen zu wenden.
- Sie können dazu beitragen, eine Tendenz zur Überverantwortung für andere Menschen zu überwinden.

Vorsicht!

Beim Vorbeugen erhöht sich der Augeninnendruck. Menschen mit grünem Star (Glaukom) sollten deshalb nur kurz in der Haltung verweilen oder sich auf die Variante mit waagrechtem Rumpf beschränken.

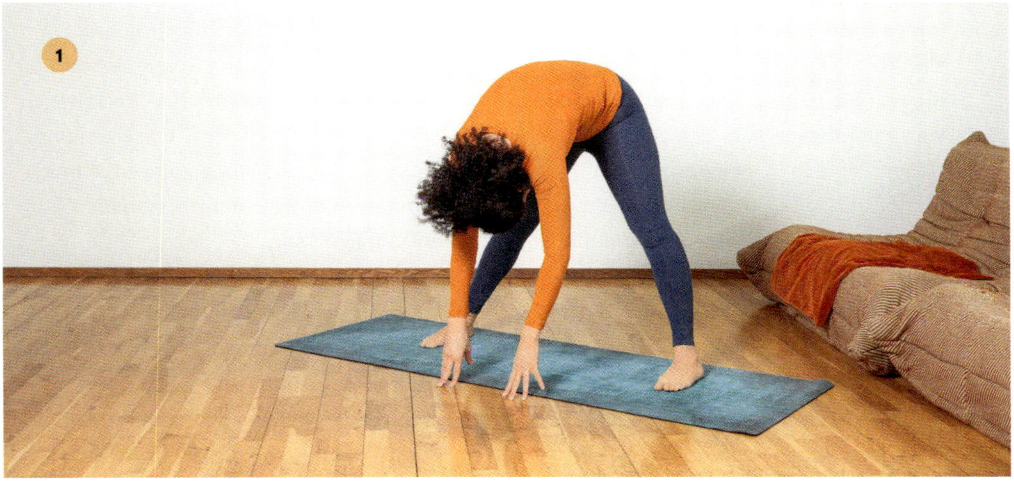

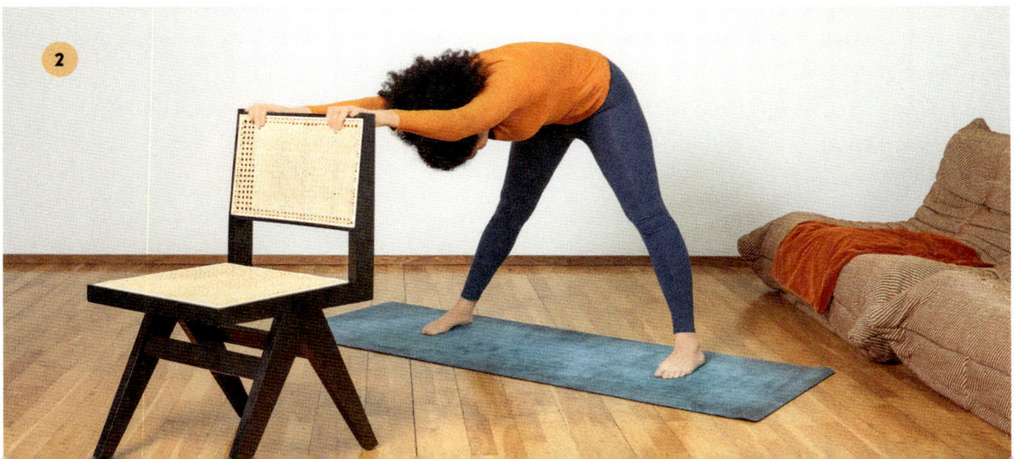

Vorbeuge aus dem Stand

Die Vorbeuge mit geschlossenen Beinen führt zu einem intensiveren Kontakt zwischen Bauchraum und Oberschenkeln. Dadurch werden die Eingeweide verstärkt massiert, was den Vagusnerv stimuliert.

UTTANASANA

1 Kommen Sie in einen aufrechten Stand mit geschlossenen Beinen. Die Füße sind parallel nach vorn ausgerichtet. Richten Sie Becken und Oberkörper so weit wie möglich auf.

2 Neigen Sie den in sich gestreckten Rumpf um den Drehpunkt der Hüftgelenke nach vorn. Fahren Sie nur dann mit den nächsten Schritten fort, wenn Sie mühelos die Horizontale erreichen.

3 Lassen Sie zunächst den Kopf los, sodass er Richtung Boden sinkt. Lassen Sie dann die Wirbelsäule Wirbel für Wirbel von oben nach unten los. Die Muskeln der Körperrückseite werden vom Gewicht des Kopfes in die Länge gezogen, so weit es geht. Legen Sie die Hände nach Möglichkeit flach auf dem Boden ab. (1)

4 Anfänger oder Übende, die weniger beweglich sind und trotz beharrlichen Übens nicht über den zweiten Schritt hinauskommen, können zum Beispiel einen Stuhl als Hilfsmittel einsetzen und die Arme auf der Lehne ablegen, damit sich der Rücken in der Horizontalen entspannen kann. (2)

5 Versuchen Sie, die Position 2 bis 3 Minuten zu halten. Atmen Sie dabei tief und regelmäßig und vor allem in die unteren Rippen hinein.

6 Um aus der Stellung zu kommen, bringen Sie den Rumpf zunächst wieder in die Horizontale. Beugen Sie anschließend die Knie so weit wie nötig und richten Sie sich auf.

→ *Lockern Sie die Beine aus und spüren Sie nach.*

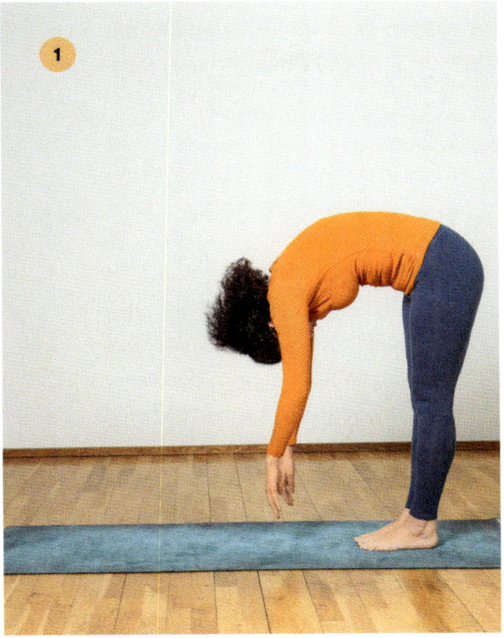

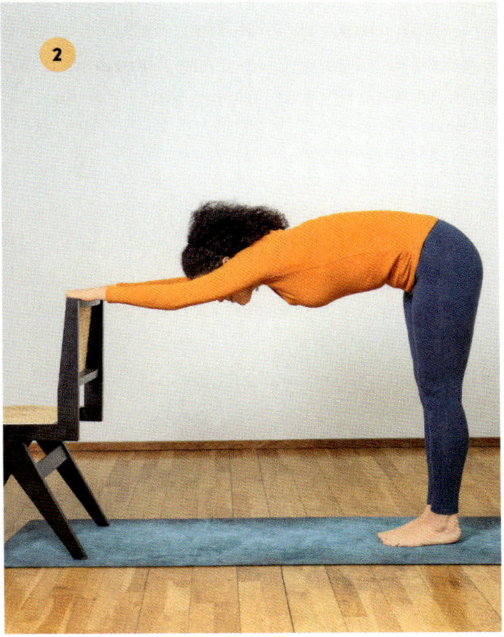

Tipp

Haben Sie einen niedrigen Blutdruck? Dann sollten Sie sich am Ende der Übung langsam aufrichten, sonst kann es Ihnen schwarz vor Augen werden. Sie können die Position auch auflösen, indem Sie das Becken absenken und sich auf die Matte setzen – denn nun folgen die Sitzübungen.

Die Kopf-zum-Knie-Haltung

Bei Menschen mit sitzenden Berufen sind die Muskeln der hinteren Kette häufig verkürzt. Die Yogahaltungen im Sitzen sind dann oft nicht leicht zu erlernen. Haben Sie Geduld mit sich und lassen Sie sich viel Zeit!

JANU SIRSASANA

1 Wenn Sie untrainiert sind und ein festes Bindegewebe haben, werden Sie zunächst kaum in der Lage sein, im aufrechten Sitz die Beine auszustrecken (Stockhaltung). Diese Übung hilft, die Muskeln nach und nach zu lösen.

2 Setzen Sie sich mit dem Rücken an eine Wand auf Ihre Matte. Legen Sie bei Bedarf eine Decke zwischen Körper und Wand, damit die Muskeln nicht auskühlen. Bringen Sie das Becken möglichst nah an die Wand, damit es nicht nach hinten kippen kann.

3 Beugen Sie die Kniegelenke so weit wie nötig, dass die Spannung an der Rückseite der Beine nicht unangenehm ist. Legen Sie eine zusammengerollte Decke nah am Gesäß unter die Beine, damit Sie das Gewicht der Beine nicht selbst halten müssen.

4 Strecken Sie die Wirbelsäule bis zum Scheitel, bringen Sie den Hinterkopf möglichst nah an die Wand. Atmen Sie tief und regelmäßig und vor allem in die hinteren unteren Rippen hinein.

5 Wenn die Spannung in den Beinrückseiten nachlässt, können Sie die Decke weiter Richtung Kniekehlen schieben und die Beinrückseiten etwas weiter zum Boden bringen. Versuchen Sie, die Position 2 bis 3 Minuten zu halten.

6 Sobald Sie auch ohne Wand mühelos mit gestreckten Beinen gerade sitzen können, üben Sie die klassische Stellung: Stellen Sie das rechte Bein auf und lassen Sie es im Hüftgelenk seitlich zu Boden sinken. Bei sehr beweglichen Menschen kann es den Boden erreichen. Andernfalls verwenden Sie ein Polster, um das Gewicht des Beins abgeben zu können. Der Fuß des gestreckten linken Beins zeigt nach oben.

7 Neigen Sie den Rumpf um die Achse der Hüftgelenke nach vorn, die Wirbelsäule bleibt bis zum Scheitelpunkt gestreckt. Gehen Sie nur so weit, bis Sie

eine deutliche, aber noch angenehme Spannung in den Muskeln und Faszien des Rückens und des hinteren Oberschenkels spüren. Strecken Sie die Arme so weit wie möglich zum Fuß. (1)

8 Atmen Sie tief und regelmäßig in die hinteren unteren Rippen hinein. Wenn die Spannung nachlässt, können Sie sich noch etwas weiter vorneigen.

→ *Halten Sie die Stellung 2 bis 3 Minuten, richten Sie sich wieder auf und strecken Sie das rechte Bein. Üben Sie nach einer kurzen Spürpause zur anderen Seite.*

Embodiment-Wirkung

+ Wie die Vorbeuge im Stand fördert diese Übung die innere Einkehr.
+ Auch wenn der Rücken nicht gerundet wird, wird der hintere Rumpfbogen betont und damit das ayurvedische Wasserelement gestärkt.

Tipp

Der Kontakt zwischen Oberschenkeln und Bauch führt bei einer tiefen Bauchatmung zu einer Massage der Eingeweide, die den Vagusnerv wohltuend aktiviert.

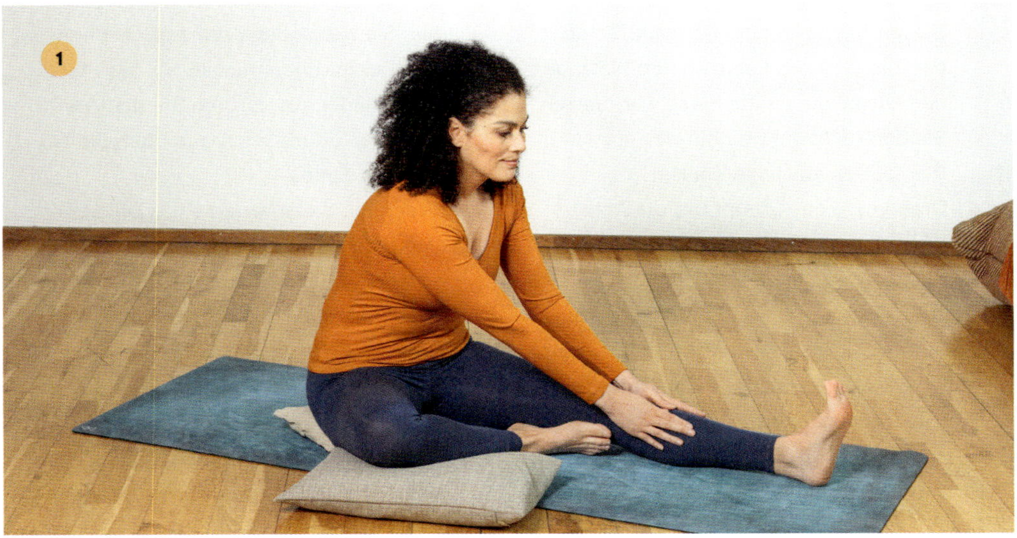

Der Drehsitz

Nur eine aufgerichtete Wirbelsäule kann sich ungehindert drehen. Meistern Sie deshalb erst die vorangegangene Übung, ehe Sie den Drehsitz üben. Es gibt diverse Varianten mit steigenden Anforderungen an die Beweglichkeit. Es folgen zwei davon.

ARDHA MATSYENDRASANA

1 Natürlich sollten Sie auch bei dieser Übung mit der Haltungsvariante beginnen, die Sie korrekt und entspannt einnehmen können, und erst dann zur schwierigeren Variante übergehen.

2 Setzen Sie sich aufrecht mit gestreckten Beinen auf die Matte. Richten Sie das Becken auf und strecken Sie die Wirbelsäule bis zum Scheitelpunkt.

3 Stellen Sie das rechte Bein auf. Schieben Sie die linke Ferse an den Platz, an dem zuvor die rechte Ferse war. Setzen Sie den rechten Fuß über das linke Bein außen ans linke Knie.

4 Drehen Sie den Rumpf um die Achse der aufgerichteten Wirbelsäule nach rechts. Legen Sie den linken Arm von außen um das aufgestellte rechte Bein. Stützen Sie den rechten Arm hinter dem Körper ab. Wenden Sie Kopf und Blick nach rechts hinten. (1)

5 Atmen Sie tief und regelmäßig, vor allem in die rechten oberen Rippen.

6 Nehmen Sie den Kontakt zwischen dem rechten Oberschenkel und dem Bauch wahr. Spüren Sie, wie das Zwerchfell beim Einatmen die Organe bewegt und sanft massiert.

7 Versuchen Sie, die Position 2 bis 3 Minuten zu halten.

8 Kommen Sie in umgekehrter Reihenfolge in die Neutralposition zurück: Drehen Sie zuerst den Kopf zurück, dann den Rumpf und strecken Sie das rechte Bein wieder aus. Spüren Sie der Wirkung der Übung nach und üben Sie zur anderen Seite.

9 Wenn Sie diese Variante mühelos beherrschen, können Sie folgende Drehsitzversion üben: Kommen Sie zunächst wieder in einen aufrechten Sitz mit ausgestreckten Beinen.

10 Beginnen Sie wie unter Schritt 3 beschrieben und stellen Sie den rechten Fuß an die Außenseite des linken Knies. Neigen Sie den Rumpf über den

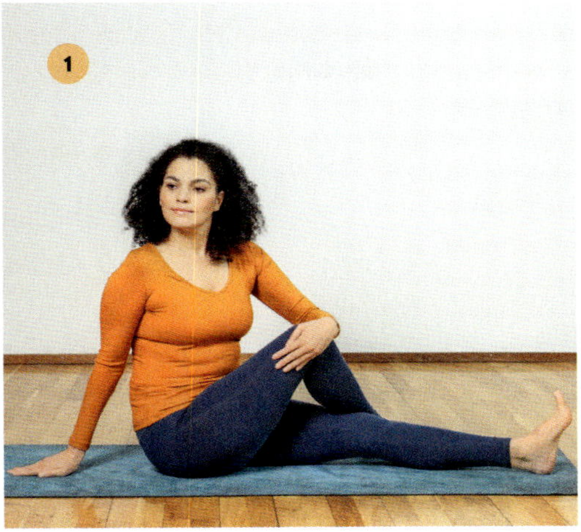

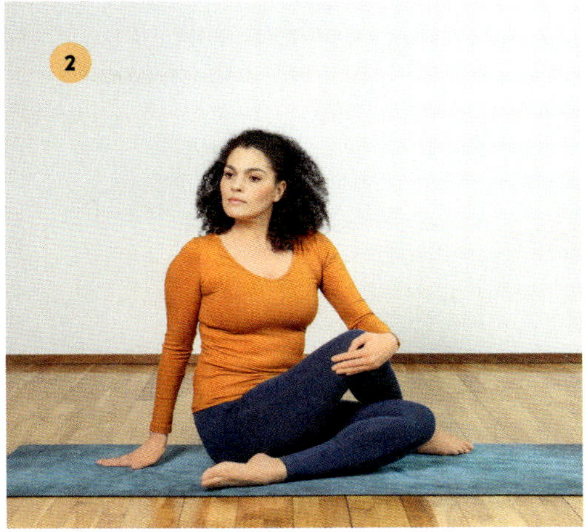

linken Sitzbeinhöcker nach links, damit Sie das linke Bein einschlagen können, und legen Sie die linke Ferse außen ans rechte Gesäß. Senken Sie den rechten Sitzbeinhöcker und richten Sie sich auf. Fahren Sie mit den Schritten 4 bis 8 fort. (2)

→ *Üben Sie danach zur anderen Seite.*

Embodiment-Wirkung

+ Die Haltung hilft, auch in komplexen und verwickelten Situationen nicht die Übersicht zu verlieren.
+ Der Drehsitz macht wendig, das heißt, er unterstützt die Fähigkeit, sich gut an neue Entwicklungen und neue Situationen anzupassen.

Der sitzende Winkel

Die knöcherne Geometrie Ihrer Hüftgelenke bestimmt, wie weit Sie die Hüften im Sitzen öffnen können. Bei den meisten Menschen ist der Winkel kleiner als bei den Models, die in typischen Yogapublikationen abgebildet sind.

UPAVISTHA KONASANA

1 Auch hier gilt: Es ist nicht Ziel der Übung, sich zu quälen. Sie soll eine freundliche Einladung an die Muskeln der Beininnenseite (Adduktoren) sein, loszulassen und länger zu werden.

2 Setzen Sie sich aufrecht mit gestreckten Beinen auf Ihre Matte. Richten Sie das Becken auf und strecken Sie die Wirbelsäule bis zum Scheitelpunkt.

3 Grätschen Sie die Beine, bis Sie eine deutliche, aber noch angenehme Spannung in den Adduktoren spüren. Beide Füße zeigen senkrecht nach oben.

4 Neigen Sie den Rumpf um die Achse der Hüftgelenke nach vorn und strecken Sie die Wirbelsäule bis zum Scheitelpunkt. Gehen Sie nur so weit, bis Sie eine deutliche, aber noch angenehme Spannung in den Muskeln und Faszien von Rücken, Gesäß und hinteren Oberschenkeln spüren. Strecken Sie die Arme nach vorn aus und legen Sie die Hände flach auf den Boden. (1)

5 Atmen Sie tief und regelmäßig in die unteren Rippen. Versuchen Sie, die Position 2 bis 3 Minuten zu halten.

6 Kommen Sie in umgekehrter Reihenfolge in die Neutralposition zurück: Richten Sie zuerst den Rumpf auf und bringen Sie dann die Beine wieder zur Mitte zurück. Spüren Sie kurz nach.

7 Wenn Sie diese Variante mühelos beherrschen, können Sie Folgendes üben: Beginnen Sie zunächst mit den Schritten 2 und 3. Drehen Sie den aufgerichteten Rumpf um die Achse der Wirbelsäule, bis Sie geradeaus zum rechten Fuß schauen. Neigen Sie sich nach vorn und strecken Sie die Arme zum rechten Bein nach vorn. (2)

8 Versuchen Sie, die Position 1 bis 2 Minuten zu halten. Richten Sie sich auf und wiederholen Sie Schritt 7 nach links. Kehren Sie in den neutralen Sitz mit geschlossenen Beinen zurück.

→ *Spüren Sie der Wirkung nach.*

Embodiment-Wirkung

- Der Bein-Becken-Bein-Bogen ist dem Element Erde zugeordnet, sodass diese Übung besonders erdend wirkt.
- Die Verbindung der Elemente Erde und Wasser (hinterer Rumpfbogen) repräsentiert die Fruchtbarkeit.

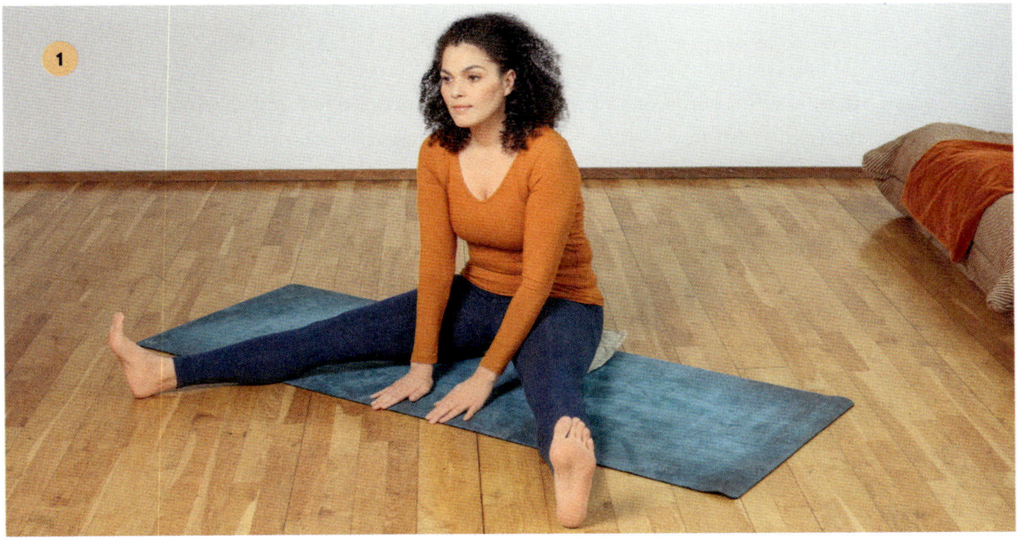

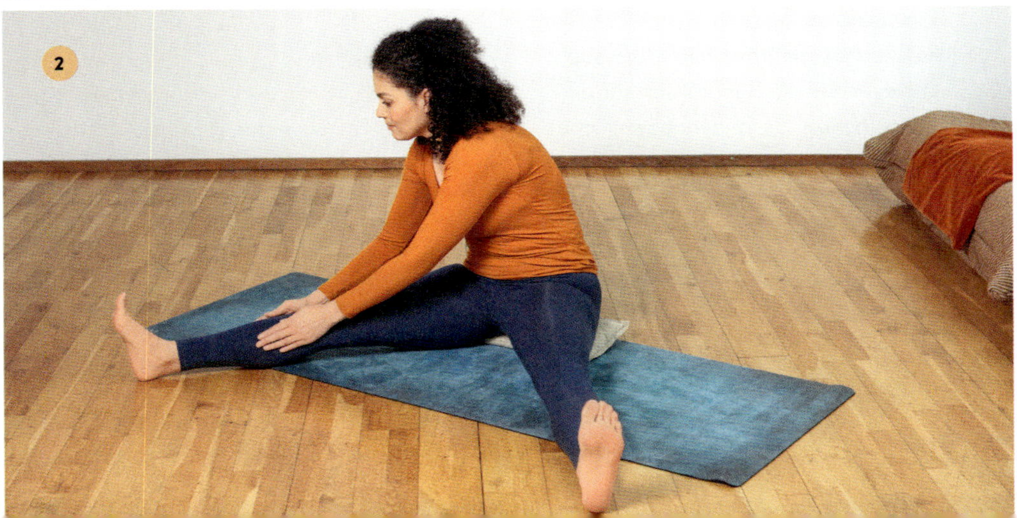

Vorbeuge im Sitzen

Die Sanskritbezeichnung dieser Übung lautet *paschimottanasana*. Dies lässt sich als »intensive Streckung der Körperrückseite« übersetzen und beschreibt die Wirkung der Übung klar. Die Vorbeuge im Sitzen schließt den Sitzzyklus ab.

PASCHIMOTTANASANA

1 Setzen Sie sich aufrecht mit nach vorn gestreckten Beinen auf Ihre Matte. Richten Sie das Becken auf und strecken Sie die Wirbelsäule bis zum Scheitelpunkt. Beide Fußspitzen zeigen senkrecht nach oben.

2 Neigen Sie den Rumpf um die Achse der Hüftgelenke nach vorn und strecken Sie die gesamte Wirbelsäule bis zum Scheitelpunkt, bis Sie eine deutliche, aber noch angenehme Spannung in den Muskeln und Faszien von Rücken, Gesäß und hinteren Oberschenkeln spüren.

3 Strecken Sie die Arme nach vorn aus und legen Sie die Hände flach auf die Unterschenkel. Besonders bewegliche Menschen können den Außenrand der Füße umfassen. (1)

4 Atmen Sie tief und regelmäßig, vor allem in die unteren Rippen hinein.

5 Wenn Sie zu den weniger dehnfähigen Menschen gehören, können Sie die Beine leicht beugen und ein Polster unter Oberschenkel und Knie legen, damit Sie das Gewicht der Beine trotzdem abgeben können. (2) Dies verstärkt den Kontakt zwischen Oberschenkeln und Bauch, sodass die Bewegung des Zwerchfells die Eingeweide intensiver massieren kann. Dies ist eine angenehme Stimulation für den Vagus.

→ *Versuchen Sie, die Position 2 bis 3 Minuten zu halten – gern auch länger, wenn sie uneingeschränkt angenehm ist. Kehren Sie in die neutrale Sitzposition mit geschlossenen Beinen zurück und spüren Sie nach.*

Embodiment-Wirkung

- Auch die Vorbeuge im Sitzen fördert Hingabe, Geduld und Gelassenheit.
- Durch den Kontakt zwischen Oberschenkeln und Unterbauch werden bei tiefer Bauchatmung die Organe massiert, was den Vagusnerv aktiviert.

Tipp

Sind Ihre Muskeln im Bereich der Halswirbelsäule verspannt? Dann können Sie sie folgendermaßen entlasten: Verschränken Sie in der Variation (Schritt 5) die Arme über den Schienbeinen, sodass Sie den Kopf auf den Unterarmen ablegen können.

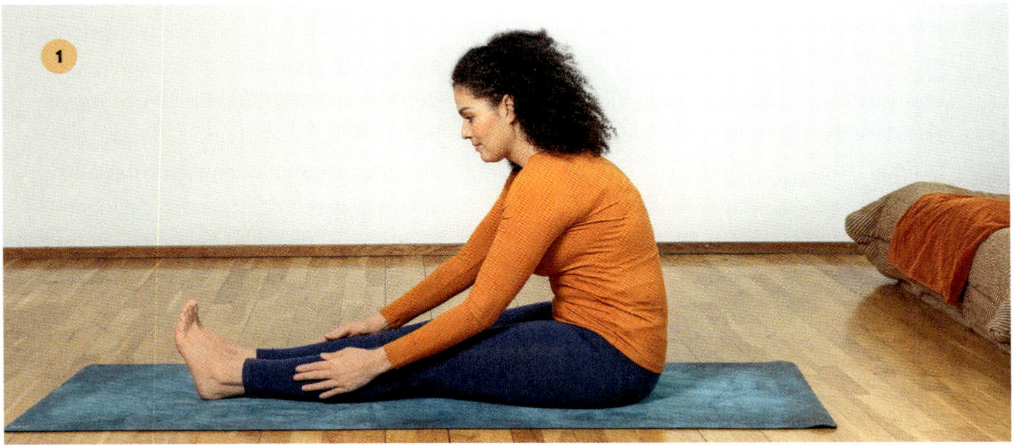

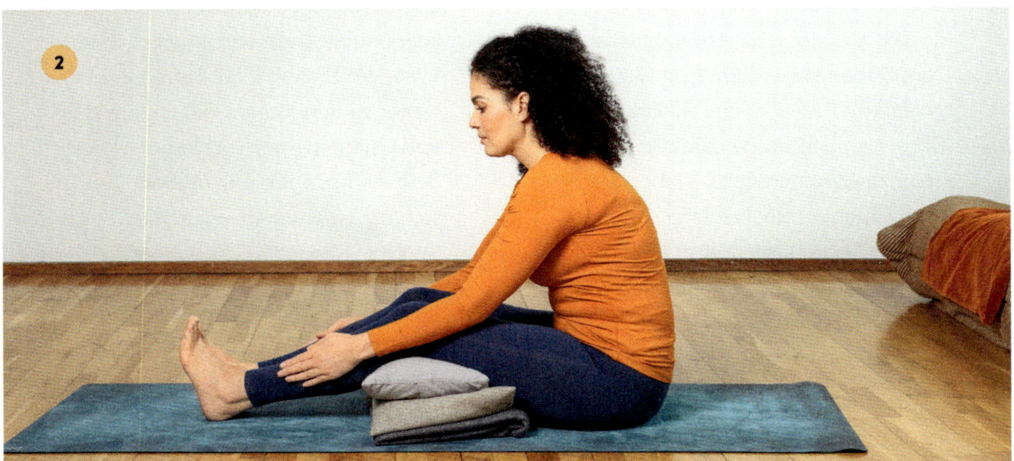

Die Totenstellung

»Es ist aber viel schwieriger, die Gedanken als den Körper ruhig zu halten. Deshalb ist diese dem Anschein nach einfach zu meisternde Haltung eine der schwierigsten«, schreibt der Yogi B. K. S. Iyengar in seinem Buch *Licht auf Yoga*.

SHAVASANA

1 Nach der Vorbeuge im Sitzen braucht der Rücken einen schrittweisen Übergang in die Rückenlage: Stellen Sie beide Beine auf, lehnen Sie sich zurück und stützen Sie sich auf beide Ellenbogen. Strecken Sie erst die Beine aus, legen Sie dann den Oberkörper ab. Decken Sie sich zu, wenn Sie leicht frieren, und verwenden Sie ein kleines Kopfkissen, falls dies zur Entspannung Ihrer Halswirbelsäule nötig ist.

2 Die Fersen sind etwa hüftbreit aufgelegt, die Fußspitzen dürfen sich entspannt zum Fußende der Matte neigen und etwas nach außen kippen.

3 Lassen Sie die Schultern möglichst weit zum Boden sinken. Spreizen Sie die abgelegten Arme ungefähr 30 Grad vom Körper ab und drehen Sie die Handflächen zur Zimmerdecke. Ziehen Sie das Kinn leicht an, Nacken lang. (1)

4 Spüren Sie in Ihren Körper hinein. Er gibt Ihnen viele Rückmeldungen wie den Nachhall von Anspannen und Loslassen, von Dehnungen und Drehungen. Wenn Sie gut auf Ihre Grenzen geachtet haben, tritt keine Region besonders in den Vordergrund. Da die Sinnesorgane in Muskeln, Faszien und Gelenken auf Veränderungsmeldungen spezialisiert sind, werden die Echos der Übungen in Shavasana schon bald schwächer und es stellt sich ein Gefühl von Wärme und guter Durchblutung ein.

5 Gehen Sie mit der Aufmerksamkeit weiter zum Kopf. Spüren Sie die Ohren und stellen Sie sich vor, Sie könnten das Trommelfell und die kleinen Muskeln um die Ohrmuschel entspannen. Wandern Sie mit Ihrer Aufmerksamkeit weiter zu den Augen. Liegen Ihre Augäpfel ruhig in ihren Höhlen oder wandern sie noch unruhig umher? Können sich die Lider entspannt schließen?

6 Spüren Sie von den Lidern ausgehend auch die anderen Muskeln des Ge-

sichts, Stirn, Wangen, Lippen, Kaumuskeln, Zunge und Mundboden. Versuchen Sie, überall dort loszulassen, wo Sie noch einen Rest von Anspannung wahrnehmen.

7 Nehmen Sie nun wahr, wie Ihr Atemstrom durch die Nasenlöcher eintritt und an den Wänden des Nasen-Rachen-Raums entlang durch die Kehle, die Luftröhre und die Bronchien bis in die Tiefe der Lunge fließt. Lassen Sie den Atem dann wieder ausströmen.

8 Spüren Sie die Wirkung der Atembewegung, die weit über den Bereich der Lunge hinausgeht. Versuchen Sie, mit der Aufmerksamkeit ganz und gar bei Ihrer Atmung, beim rhythmischen Kommen und Gehen des Atems zu bleiben. Lassen Sie sich vom Rhythmus des Atems wiegen.

→ *Kommen Sie nach 10 bis 15 Minuten langsam zurück. Bewegen Sie Zehen und Finger, strecken und räkeln Sie sich und drehen Sie sich zur rechten Seite, um aufzustehen.*

Embodiment-Wirkung

+ Die detaillierte Fokussierung der Aufmerksamkeit auf den Körper fördert die Präsenz im Hier und Jetzt.
+ Dies ist vor allem für Menschen hilfreich, die oft »ganz im Kopf sind« oder sogar »neben sich stehen«.

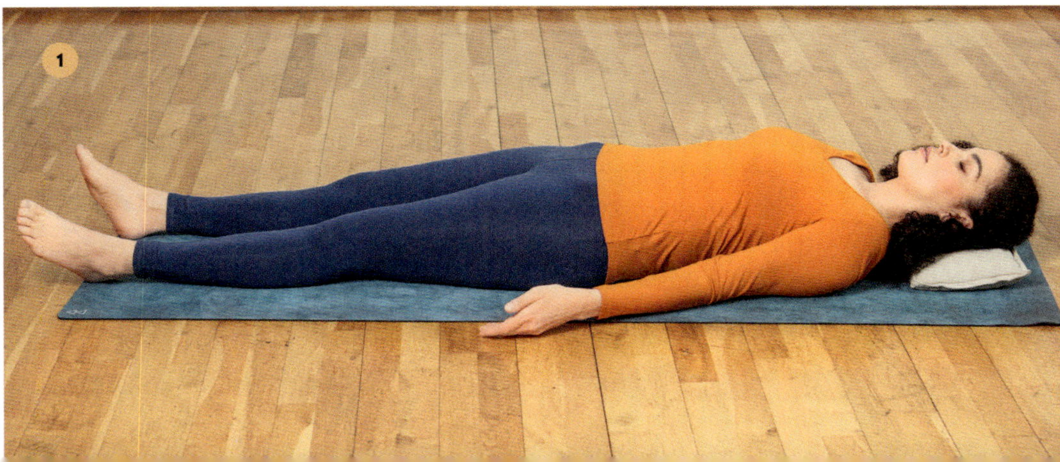

Übungszyklus für den Abend

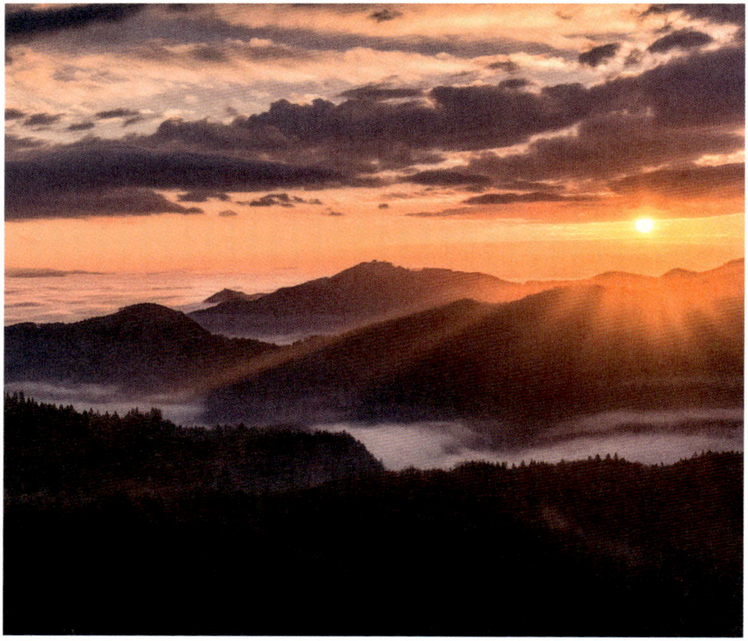

In der klassischen Yogatradition gibt es einen zweiten großen Übungszyklus für den Abend: den Kopf-Schulterstand-Zyklus. Er setzt sich aus anspruchsvollen Haltungen zusammen, die nur für gesunde und gut trainierte Personen sinnvoll sind und auch nur unter persönlicher Anleitung einer qualifizierten Lehrkraft erlernt werden sollten. Den nachfolgenden Abendzyklus können Sie als die perfekte Vorbereitung darauf ansehen, da er die differenzierte Ansteuerung der Rumpfmuskulatur schult. Auch für diesen Zyklus steht eine Audioanleitung zur Verfügung. Den Link und einen QR-Code finden Sie auf *Seite 171*.

Anspannen, loslassen

Anders als beim Steh-Sitz-Zyklus, mit dem man einen großen Kreislauf aus Aktivität und Passivität durchläuft, pendelt man bei dieser Übungsfolge für den Abend in kleineren Schwingungen zwischen Anspannung und Loslassen hin und her. Nach den Übungen zum Ankommen und Aufwärmen zu Beginn gibt es zunächst eine Sequenz mit aktivierenden Übungen. Im Anschluss daran folgen Umkehrstellungen als passiver Ausgleich. Auch für diesen Übungszyklus benötigen Sie etwa eine Stunde, wenn Sie ihn vollständig absolvieren.

ATEM UND BEWEGUNG IM EINKLANG

Bei dieser Übungsfolge wird noch mehr Wert darauf gelegt, Bewegung und Atmung zu synchronisieren und die Bewegung mit dem Atem zu unterstützen. Dabei kann der Atem zwei auf den ersten Blick gegensätzliche Funktionen erfüllen.

Wenn man »passiv« ausatmet, überlässt man es nach dem aktiven Einatmen den elastischen Fasern des Lungengewebes, sich wieder zusammenzuziehen und den Brustraum zu verkleinern. In diesem Fall kann das Ausatmen das Loslassen und die Dehnung der Muskeln sowie der Faszien unterstützen, die sie umhüllen.
Sie werden aber auch immer wieder die Anleitung finden, die Ausatmung bewusst zu verstärken. Durch die betonte Ausatmung spannt sich die Bauchdecke an, was die Wirbelsäule stützt und so die Bandscheiben schützt. Nach einer betonten und verlängerten Ausatmung kann das Einatmen plötzlich »wie von selbst« geschehen, weil die vorübergehend verformten Rippen nach dem Tensegrity-Prinzip in ihre ursprüngliche Form zurückkehren und das Lungenvolumen wieder vergrößern.

ÜBEN SIE NIEMALS MIT VOLLEM MAGEN!

Bei diesem Zyklus ist es noch wichtiger als beim Übungszyklus für den Morgen, dass seit der letzten Mahlzeit mindestens 2 Stunden vergangen sein sollten. Achten Sie auch schon in den Stunden zuvor auf eine ausreichende Flüssigkeitszufuhr, damit Sie in der letzten halben Stunde vor sowie während des Übens aufs Trinken verzichten können, ohne Durst zu bekommen.

Die Körbchenstellung

Dies ist keine klassische Yogaübung und auch der Name ist eine Eigenkreation. *Mutaka* ist das Sanskritwort für »Körbchen«. Diese Stellung eignet sich hervorragend als Einstieg in den folgenden abendlichen Übungszyklus.

MUTAKASANA

1 Kommen Sie in die Rückenlage. Nehmen Sie sich etwas Zeit, um anzukommen. Spüren Sie, wie die Körperspannung nachlässt, wenn Sie sich nicht mehr aufrecht halten müssen, sondern das Gewicht des Rumpfs und der Glieder an den Boden abgeben können.

2 Machen Sie einen kurzen Bodyscan: Wandern Sie mit Ihrer Aufmerksamkeit einmal von den Fersen bis zum Hinterkopf durch den Körper und spüren Sie in sich hinein, welche Spuren der Tag in ihm hinterlassen hat.

3 Holen Sie das rechte Bein zum Körper, das linke bleibt lang. Umfassen Sie das Schienbein unterhalb des Kniegelenks und verschränken Sie die Finger. Ziehen Sie nicht an Ihrem Bein, sondern lassen Sie das Gewicht der Arme und die Schwerkraft wirken. Betonen Sie die Ausatmung und spüren Sie, wie die rückwärtigen Muskeln von Oberschenkel und Gesäß nachgeben.

4 Wenn Sie das Ende Ihres Bewegungsspielraums erreicht haben, spüren Sie in den Bauchraum hinein und nehmen Sie wahr, wie die Atembewegung des Zwerchfells die Organe massiert. (1)

5 Lassen Sie nach 1 bis 2 Minuten los, strecken Sie das rechte Bein wieder aus und spüren Sie nach, wie unterschiedlich sich die Beine nun anfühlen.

6 Wiederholen Sie den Ablauf mit dem linken Bein. Fühlen sich die Beine beim Nachspüren wieder gleich an?

7 Holen Sie nun beide Beine zum Körper. Lassen Sie genügend Platz, damit Sie atmen können. Spüren Sie, wie sich die Dehnung in den unteren Rücken fortsetzt.

8 Heben Sie den Kopf zu den Knien: Die Hände bilden ein Körbchen im Nacken, die Ellenbogen haken sich von außen an den Kniegelenken an. Halten Sie in dieser Position 1 Minute lang die Spannung. (2)

9 Sie sind nun klein und kompakt wie ein Skibob im Eiskanal. Spielen Sie mit Ihrem Schwerpunkt und verlagern Sie ihn erst auf den Muskelstrang rechts der Wirbelsäule, wie bei einer lang gezogenen Rechtskurve. Verlagern Sie ihn anschließend nach links.

10 Kommen Sie in die Mitte zurück, legen Sie den Kopf wieder ab, die Arme umfassen die angehockten Beine.

→ *Dies ist die Ausgangsposition für die Dreh-Dehn-Lagerung.*

Embodiment-Wirkung

+ Der Bodyscan hilft, den im Alltag meist nach außen gerichteten Fokus der Aufmerksamkeit wieder nach innen zu richten.
+ Das Einrollen des Körpers in dieser Haltung verstärkt das Bemühen der Übenden, im wahrsten Sinne des Wortes »zu sich zu kommen«.

Tipp

Schließen Sie bei dieser Übung die Augen. Auf diese Weise können Sie die Innenwahrnehmung unterstützen.

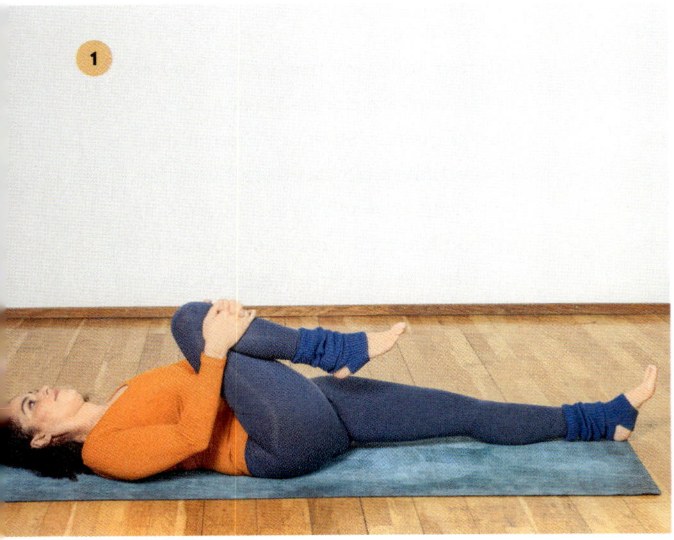

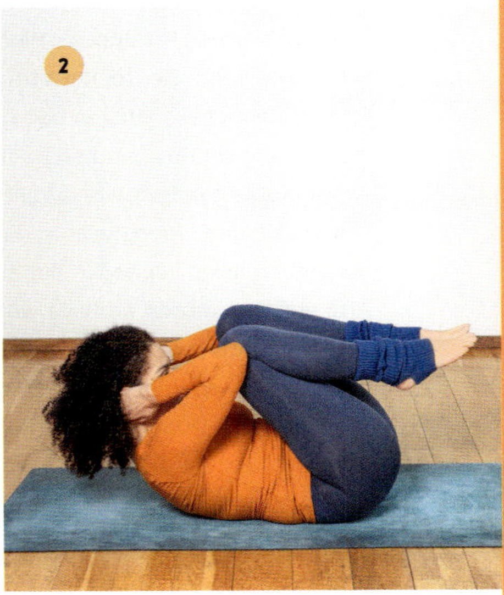

Die Dreh-Dehn-Lagerung

Jathara ist die Sanskritbezeichnung für »Bauch« und *parivartana* heißt so viel wie »drehen«. In manchen Yogatraditionen wird diese Übung auch »Krokodil« genannt, da die angehockten Beine an das Maul dieser Echse erinnern.

JATHARA PARIVARTANASANA

1 Ausgangshaltung ist die Rückenlage mit angehockten Beinen *(Seite 139)*. In dieser Position werden die Längsbänder an der Rückseite der unteren Wirbelsäule gestrafft und die Bandscheiben in diesem Bereich geschützt. Die Drehung soll vor allem auf die untere Brustwirbelsäule und die oberen Segmente der Lendenwirbelsäule wirken.

2 Rollen Sie in der Körbchenstellung auf die rechte Seite. Der rechte Arm bleibt um die Beine geschlungen und hält sie am Körper, die Knie sind so hoch zur Achselhöhle gezogen wie möglich.

3 Öffnen Sie den Oberkörper in die Drehung nach links. Legen Sie den linken Arm auf dem Boden ab. Wie weit Sie ihn vom Rumpf abspreizen können, hängt vom Grad Ihrer Beweglichkeit ab. Wenn Sie den Rumpf so weit aufdrehen können, dass Sie die linke Schulter bis zum Boden bringen, kann der Arm im 90-Grad-Winkel zur Längsrichtung positioniert werden. Wenn sich der Rumpf weniger öffnen kann, muss der Arm näher am Körper bleiben, um das Schultergelenk nicht zu belasten.

4 Atmen Sie bewusst in die linken unteren Rippen und versuchen Sie mit jeder Ausatmung, noch mehr loszulassen und noch etwas weiter in die Drehung zu kommen. Bleiben Sie 1 bis 2 Minuten in der Stellung.

5 Für den Seitenwechsel lassen Sie den linken Arm am Boden entlang zum Rumpf gleiten. Streichen Sie mit der linken Hand über das Gesäß und den seitlichen Oberschenkel bis zum Knie und umfassen Sie die Beine. Lassen Sie mit dem rechten Arm die Beine los und geben Sie einen kräftigen Impuls gegen den Boden, mit dem Sie kompakt auf die linke Seite rollen können.

6 Halten Sie mit dem linken Arm die Beine, öffnen Sie den Oberkörper in die Drehung nach rechts und legen Sie den

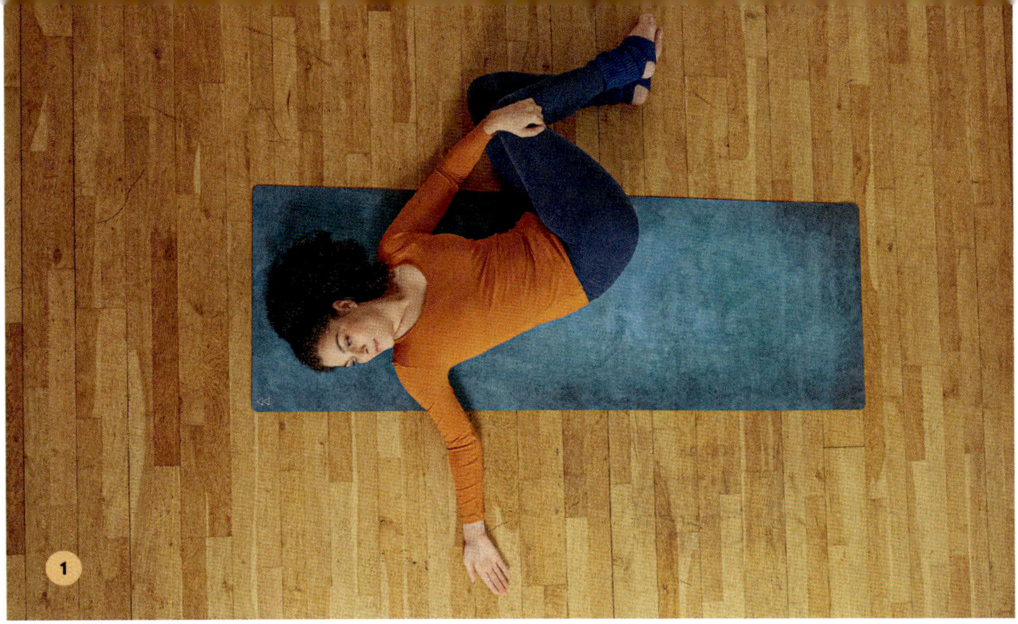

rechten Arm in einem angenehmen Winkel auf dem Boden ab. (1)

7 Versuchen Sie, die Öffnung mit der Atmung zu unterstützen. Bleiben Sie nun 1 bis 2 Minuten in der Stellung.

8 Um in die Rückenlage zurückzukehren, holen Sie den rechten Arm über den Boden zum Rumpf und umfassen Sie die Beine. Lassen Sie mit dem linken Arm die Beine los und geben Sie mit dem Ellenbogen einen kräftigen Impuls gegen den Boden, sodass Sie kompakt auf den Rücken rollen können. Spüren Sie mit angezogenen Beinen ein paar Atemzüge lang nach.

→ *Dies ist die Ausgangsposition für den umgekehrten Tisch.*

Embodiment-Wirkung

+ Wie alle anderen Drehübungen spricht auch die Dreh-Dehn-Lagerung die seitlichen Rumpfbögen an.
+ Nach der Introversion der ersten Übung des Übungszyklus geht es nun um eine Öffnung in den Raum hinein.

Tipp

Öffnen Sie nun auch die Augen wieder und beim Üben folgt der Blick der jeweiligen Drehrichtung. Der Kopf wird sanft mitgedreht.

Der umgekehrte Tisch

Auch dies ist keine klassische Yogaübung, aber eine hervorragende Ergänzung für den Übungszyklus. Nachdem die Kniegelenke in den vorhergehenden Übungen lange gebeugt waren, schafft die folgende Streckung einen angenehmen Ausgleich.

VIPARITA PITTHIKASANA

1 Ausgangshaltung ist die Rückenlage mit angehockten Beinen *(Seite 141)*.

2 Strecken Sie Beine und Arme nach Möglichkeit senkrecht zur Zimmerdecke. Die Handgelenke sind gestreckt. Die Füße bilden einen 90-Grad-Winkel mit den Unterschenkeln, das heißt, die Fersen streben Richtung Decke.

3 Die Bauchdecke ist angespannt, die Lendenwirbelsäule soll durchgehend Bodenkontakt haben. Auch die Krümmung der Brustwirbelsäule sollte so gut wie möglich abgeflacht werden. Der ganze Rücken ist so breit wie möglich und liegt so flächig wie möglich auf. Der Körper hat die Form eines Tischs, der auf der Tischfläche liegt und dessen Beine senkrecht in die Höhe ragen. (1)

4 Atmen Sie trotz der Anspannung der Bauchdecke tief und regelmäßig und vor allem in die unteren rechten und linken Rippen hinein. Bleiben Sie 1 bis 2 Minuten in der Stellung.

5 Lösen Sie die Streckspannung von Armen und Beinen, indem Sie sie zum Rumpf zurückholen wie eine Ziehharmonika, die sich zusammenschiebt.

6 Bringen Sie die Füße kontrolliert und in Zeitlupe zum Boden zurück. Spüren Sie während dieser Rollbewegung jeden Millimeter Ihres Kreuzbeins. Bleiben Sie anschließend mit aufgestellten Beinen liegen und spüren Sie noch ein paar Atemzüge lang nach.

→ *Dies ist die Ausgangsposition für die Beckenschaukel.*

Körperliche Wirkung

- Stärkt die quer verlaufende Bauchmuskulatur *(Musculus transversus abdominis)*, die für den Schutz der Bandscheiben besonders wichtig ist.
- Bekämpft Verkürzungen der Muskeln an der Rückseite der Beine.

Tipp

Wenn die Beinmuskeln stark verkürzt sind, kann die statische Anspannung in dieser Stellung Krämpfe auslösen. In diesem Fall sollten Sie besser dynamisch im langsamen Wechsel von Strecken und Loslassen üben.

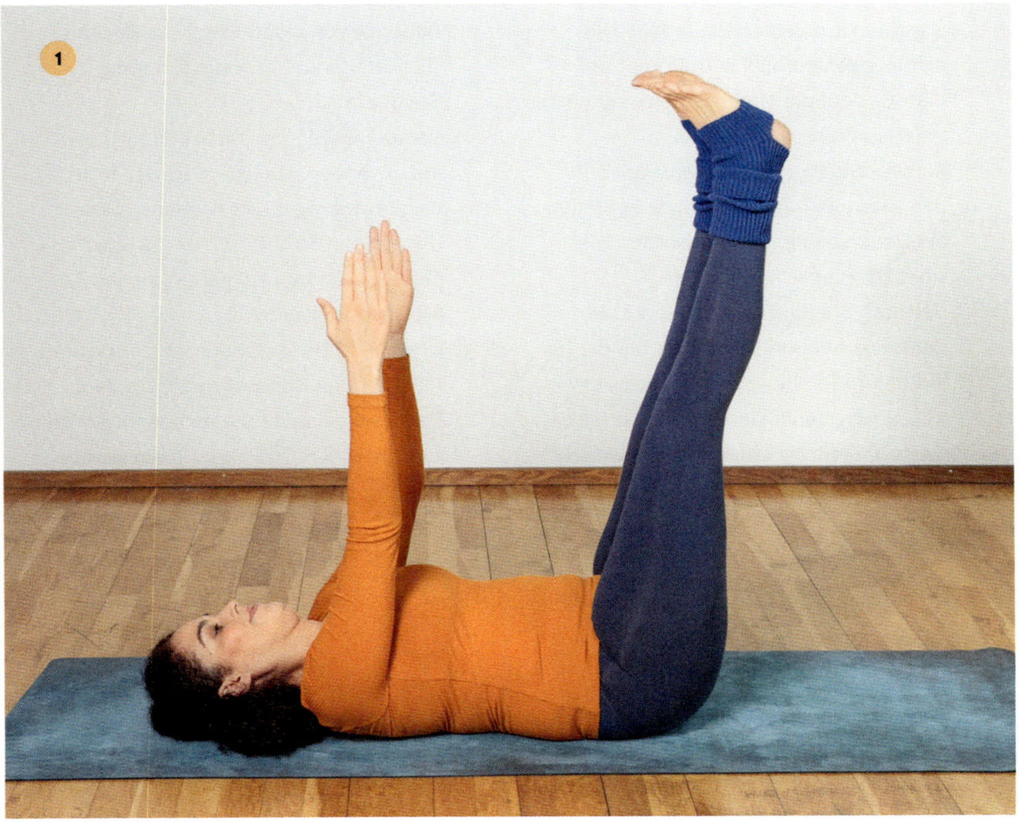

Die Beckenschaukel

Die Beckenschaukel ist eine Übung aus der Feldenkrais-Methode. Sie hat den Weg in viele Yogastudios gefunden, da man damit ein präzises Gespür für die Position des Beckens erwirbt, das für die nachfolgende Übung wichtig ist.

SHRONI LOLASANA

1 Ausgangshaltung ist die Rückenlage mit angehockten Beinen *(Seite 142)*. Die Arme liegen parallel zum Rumpf auf dem Boden, die Handflächen sind nach unten gedreht.

2 Richten Sie Ihre Aufmerksamkeit auf den Atem. Bei der Einatmung hebt sich die Bauchdecke, bei der Ausatmung sinkt sie wieder nach unten.

3 Behalten Sie Ihren natürlichen Atemrhythmus bei und verstärken Sie die natürlichen Atembewegungen: Bei der Ausatmung senkt sich die Bauchdecke noch stärker, die Lendenwirbel werden zum Boden gedrückt, das Steißbein wird leicht angehoben. (1)

4 Bei der Einatmung bewegt sich das Zwerchfell Richtung Becken, die Organe werden ins Becken und unter die Bauchdecke geschoben, das Becken rollt über das Kreuzbein Richtung Steißbein. (2)

5 Versuchen Sie, möglichst wenig Kraft aufzuwenden. Der Atem ist der Motor der Bewegung. Er ist wie eine Welle, die auf den Strand rollt und wieder abläuft. Er kommt und geht ohne Ihr Zutun ganz von selbst.

6 Üben Sie 1 bis 2 Minuten und reduzieren Sie dann den Bewegungsumfang. Das Becken sucht die entspannte Mitte zwischen den Umkehrpunkten der Bewegung. Bleiben Sie mit aufgestellten Beinen liegen und spüren Sie nach.

→ *Dies ist die Ausgangsposition für die Schulterbrücke.*

Körperliche Wirkung

- Die Beckenschaukel hilft gegen Rückenschmerzen nach langem Stehen mit hohen Absätzen oder wenn Sie zu einem Hohlkreuz neigen.
- Sie hilft vielen Frauen, die zu Beginn ihrer Periode Rückenschmerzen haben.

Tipp

Leptosome Typen *(Seite 32)* sollten für eine ausreichend weiche Unterlage sorgen, damit das Abrollen über das Steißbein komfortabel ist.

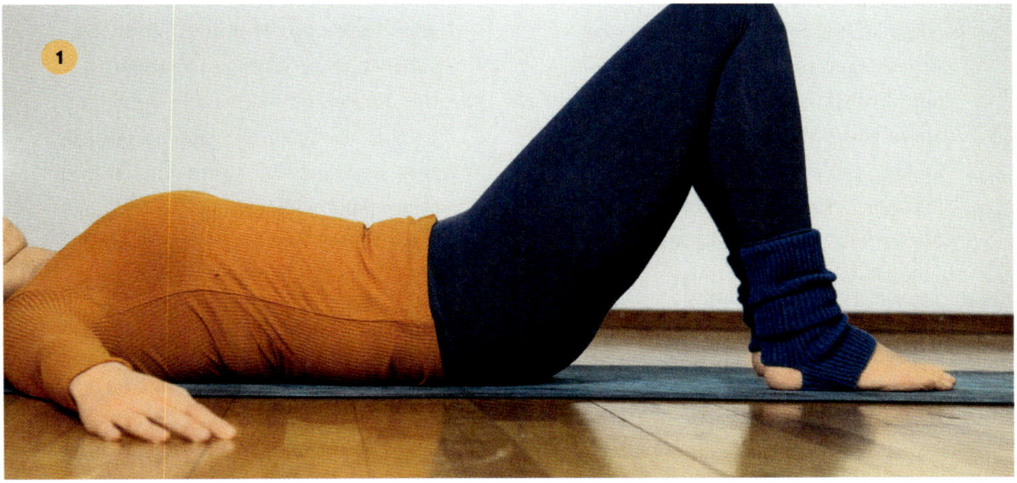

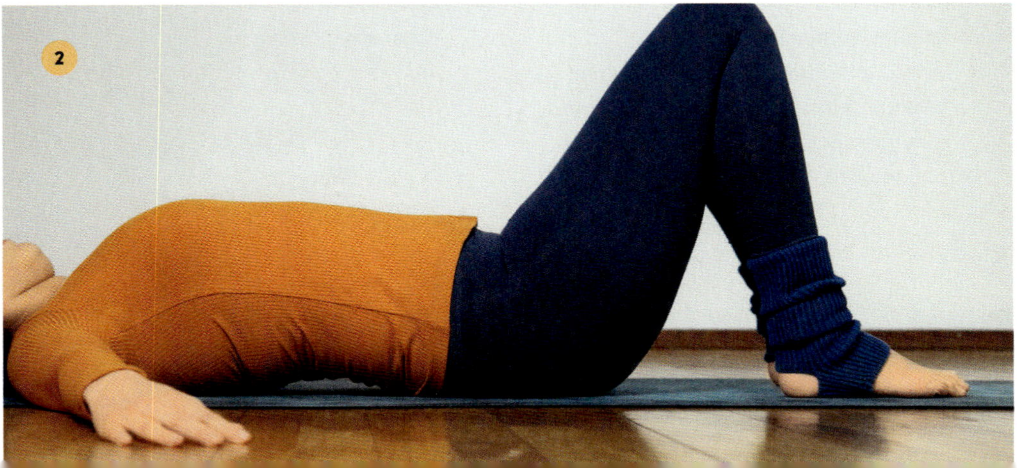

Die Schulterbrücke

Mit der Schulterbrücke kehren wir ins Repertoire der klassischen Yogaübungen zurück. Bei dieser Position müssen die Spannungsbögen auf Vorder- und Rückseite des Körpers genau aufeinander abgestimmt werden.

SETU BANDHA SARVANGASANA

1 Ausgangshaltung ist die Rückenlage mit aufgestellten Beinen *(Seite 144)*. Die Arme liegen parallel zum Rumpf auf dem Boden, die Handflächen sind nach unten gedreht.

2 Richten Sie Ihre Aufmerksamkeit auf den Atem. Bei der Einatmung hebt sich die Bauchdecke, bei der Ausatmung sinkt sie wieder nach unten.

3 Atmen Sie besonders tief und lange ein, um in die Übung zu starten. Mit der Ausatmung senkt sich die Bauchdecke wie bei der Beckenschaukel ab, die Lendenwirbel werden zum Boden gedrückt, das Steißbein wird leicht nach oben angehoben.

4 An diesem Punkt geht die Bewegung übergangslos weiter: Heben Sie beim Einatmen erst das Becken, dann die Lendenwirbel und die unteren Brustwirbel nacheinander von unten nach oben vom Boden ab, bis Rumpf und Oberschenkel eine schräge Linie bilden. (1)

5 Um die Position zu halten, benötigen Sie vor allem die Muskeln an der Rückseite des Körpers. Atmen Sie tief und regelmäßig weiter.

6 Atmen Sie 3-mal ein und aus. Atmen Sie beim vierten Mal besonders tief und lange ein. Dies dient zur Vorbereitung auf das Auflösen der Stellung.

7 Atmen Sie langsam und lange aus. Senken Sie den Rücken dabei Wirbel für Wirbel zum Boden und legen Sie am Ende das Becken ab. Lassen Sie den Atem ausschwingen.

→ *Wiederholen Sie die Übung 2-mal. Strecken Sie anschließend die Beine aus und spüren Sie der belebenden Wirkung der Schulterbrücke nach.*

Körperliche Wirkung

- Die Schulterbrücke kräftigt den großen Gesäßmuskel, den wichtigsten Streckmuskel des Hüftgelenks.
- So verbessert sie die Haltung der unteren Wirbelsäule – vor allem bei Personen, die dazu neigen, das Becken nach vorn zu kippen und ins Hohlkreuz zu fallen.

Vorsicht!

In dieser Position ist der Kopf tiefer als der Rumpf. Deshalb wird der Rückfluss des Blutes vom Kopf zum Herzen nicht wie gewohnt durch die Schwerkraft unterstützt. Vorsicht ist geboten, wenn Sie unter Migräne, erhöhtem Blutdruck oder Augeninnendruck oder Nebenhöhlenentzündungen leiden.

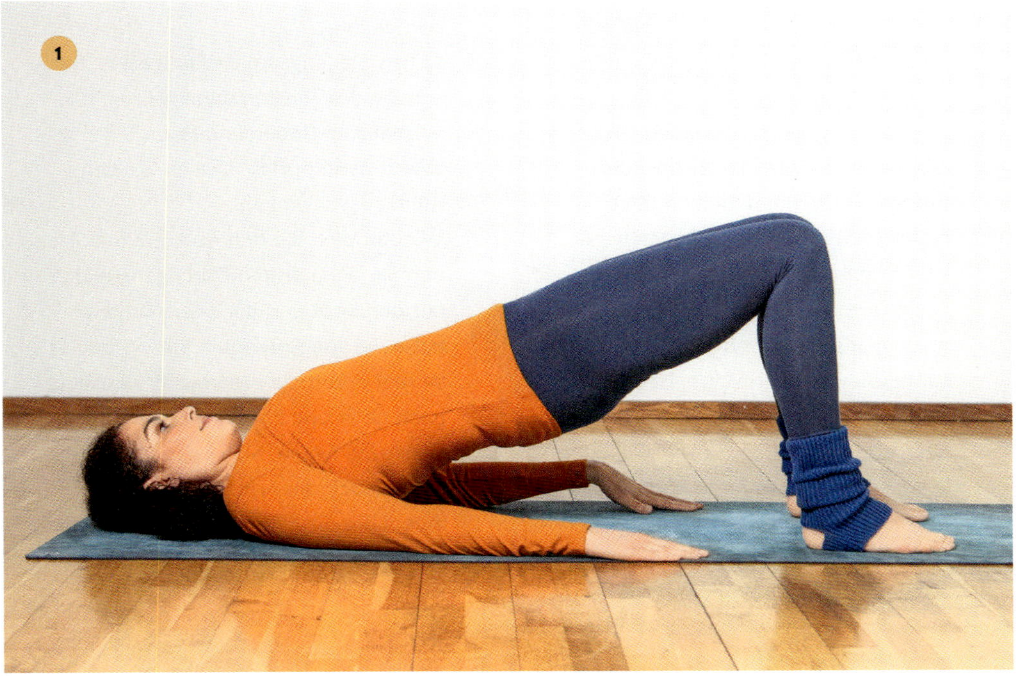

Die Nackenstreckung

In der klassischen Yogaübung namens Fisch *(Matsyasana)* wird die gesamte Wirbelsäule in Rückenlage extrem überstreckt und der Kopf auf den Scheitel gestellt. Die folgende Nackenstreckung ist deutlich sanfter für die Halswirbelsäule.

ANIRDAYA MATSYASANA

1 Ausgangshaltung ist die Rückenlage mit ausgestreckten Beinen *(Seite 146)*. Die Arme liegen parallel zum Rumpf auf dem Boden, die Handflächen sind nach unten gedreht.

2 Atmen Sie langsam und lange ein, ziehen Sie dabei den Hinterkopf zum Rumpf und wenden Sie den Blick nach hinten zum Kopfende Ihrer Matte, so weit es geht. (1)

3 Atmen Sie aus, machen Sie den Nacken wieder lang und wenden Sie den Blick zum Fußende Ihrer Matte. Heben Sie aus dieser Vorspannung heraus den Kopf und die oberen Brustwirbel, idealerweise bis zum unteren Ende der Schulterblätter, und schauen Sie von oben in Ihren Bauchnabel. (2)

4 Atmen Sie 3-mal ein und aus. Atmen Sie beim vierten Mal besonders tief und lange ein. Der letzte Atemzug dient zur Vorbereitung auf das Auflösen der Stellung.

5 Atmen Sie langsam und lange aus. Senken Sie den Rücken dabei Wirbel für Wirbel zum Boden und legen Sie erst zuletzt den Kopf ab. Lassen Sie den Atem ausschwingen.

6 Wiederholen Sie den Ablauf 2-mal. Heben Sie beim dritten Durchgang nicht nur den Kopf und die obere Brustwirbelsäule, sondern rollen Sie Wirbel für Wirbel durch die gesamte Wirbelsäule nach oben und kommen Sie auf diese Weise ins Sitzen. Sie können beim Aufsetzen auch die Arme zu Hilfe nehmen, indem Sie die Hände zum Fußende Ihrer Matte strecken.

→ *Dies ist die Ausgangshaltung für den nachfolgenden langen Sitz.*

Körperliche Wirkung

- Diese Übung kräftigt die tief gelegenen Beugemuskeln, die unmittelbar vor der Halswirbelsäule verlaufen.
- Dadurch verbessert sie die Haltung der Halswirbelsäule. Sie hilft vor allem Personen, die dazu neigen, den Kopf nach vorn zu schieben und die obere Halswirbelsäule zu überstrecken.

Vorsicht!

Üben Sie die Nackenstreckung nur, wenn Ihre Bandscheiben und Ihre kleinen Wirbelgelenke gesund sind. Machen Sie die Übung auch nur dann, wenn Sie die Wirbelsäule durch die vorangegangenen Übungen gut vorbereitet haben. In diesem Fall ist sie ein sehr guter Ausgleich für alle, die viele Stunden am Computer verbringen.

1

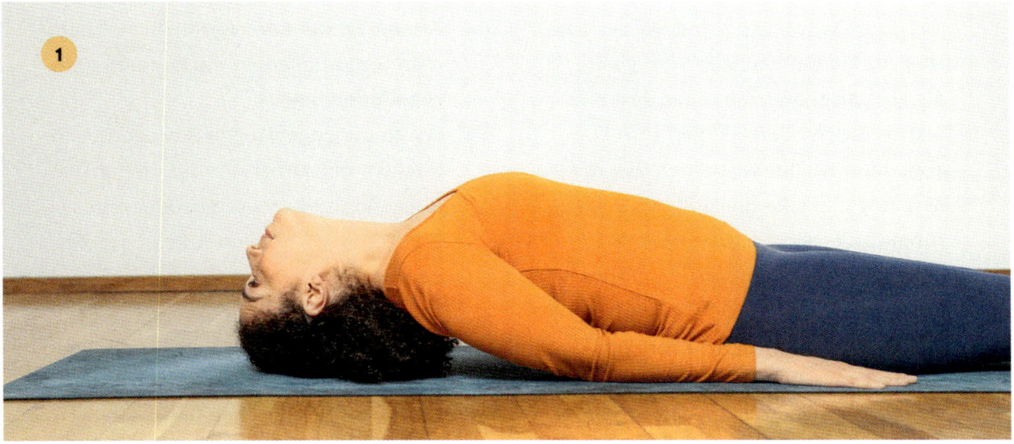

2

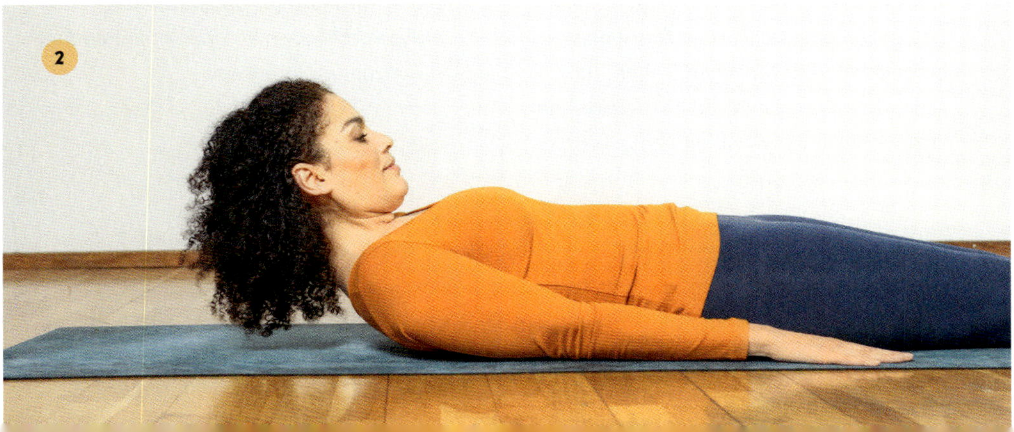

Der lange Sitz

Alternativ könnte man diese Übung auch als »liegendes U« bezeichnen. Das U ist der fünfte Buchstabe im Sanskritalphabet, ein Beiname des Gottes Shiva, des Beschützers, und steht auch für die Mondscheibe.

U-ASANA

1 Als Ausgangshaltung dient die Sitzposition mit gerade ausgestreckten Beinen *(Seite 148)*. Die Fußspitzen zeigen senkrecht zur Decke. Die Arme werden parallel zu den Beinen nach vorn gestreckt, die Handflächen nach unten gedreht.

2 Ziehen Sie mit den Händen zum Fußende Ihrer Matte. Versuchen Sie, mit den Fingerspitzen die Höhe Ihrer Fußsohlen zu erreichen. Schließen Sie möglichst viel Raum zwischen Armen und Beinen ein.

3 Der Rücken bleibt dabei aber nicht senkrecht. Stellen Sie sich vielmehr vor, jemand würde von hinten um Ihren Rumpf fassen und Ihre Mitte sanft nach hinten ziehen. Der Rücken formt also einen flachen, c-förmigen Bogen, das Kinn wird angezogen, die Rückseite der Halswirbelsäule wird lang gemacht, sodass sich dadurch die lang gezogene Krümmung der unteren Wirbelsäulenabschnitte fortsetzt. (1)

4 Atmen Sie tief und regelmäßig und atmen Sie vor allem in die hinteren unteren Rippen hinein.

5 Durch die gegenläufige Bewegung von Rücken und Armen werden der große Rückenmuskel *(Musculus latissimus dorsi)* und die unteren Anteile des Trapezmuskels *(Musculus trapezius)* angenehm gedehnt.

6 Bleiben Sie 1 bis 2 Minuten in der Stellung und lösen Sie anschließend die Spannung wieder. Ziehen Sie beide Beine zum Rumpf, heben Sie dabei die Füße vom Boden ab und schlingen Sie die Arme um Ihre Beine.

→ *Dies ist die Ausgangshaltung für das nachfolgende kosmische Ei.*

Körperliche Wirkung

- Der lange Sitz belebt die Rückenmuskulatur und ist ein guter Ausgleich zur Arbeit am Computer.
- Die Haltung ist eine gute Ausgleichsübung für alle, die dazu neigen, mit betontem Hohlkreuz und steiler Brustwirbelsäule dazustehen, weil sie das Becken nicht gut aufrichten können.

Tipp

Teile dieser Übung eignen sich auch hervorragend als kleine Lockerungsübung für zwischendurch im Büro. Sie müssen sich dazu auch nicht extra auf den Boden setzen: Strecken Sie die Arme mehrmals parallel zum Boden nach vorn aus und runden Sie dabei für 10 bis 15 Sekunden sanft den Rücken wie in Schritt 3 beschrieben.

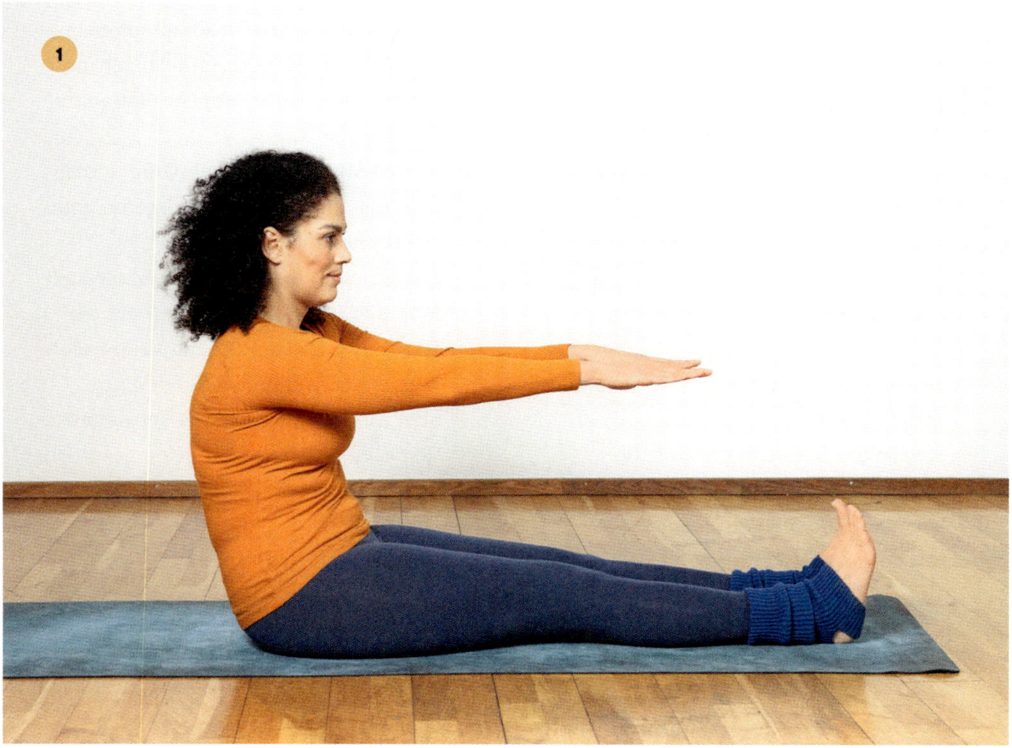

Das kosmische Ei

Das kosmische Ei, *hiranyagarbha* oder *brahmanda*, ist im hinduistischen Schöpfungsmythos die Bezeichnung für den Urzustand des Kosmos. Aus diesem goldenen Ei entstand Brahma, der Gott, der die Welt erschuf.

BRAHMANDASANA

1. Ausgangshaltung ist die Sitzposition mit angezogenen Beinen. Die Füße schweben in der Luft. Die Arme sind um die Beine geschlungen *(Seite 150)*.
2. Kippen Sie das Becken leicht nach hinten und balancieren Sie den Schwerpunkt des Körpers auf einer Fläche hinter den Sitzbeinhöckern und unter der Steißbeinspitze aus.
3. Runden Sie sanft den Rücken, ziehen Sie das Kinn an und machen Sie die rückwärtige Halswirbelsäule lang, sodass sich dadurch die lang gezogene Krümmung der unteren Wirbelsäulenabschnitte fortsetzt.
4. Lassen Sie die Muskeln zwischen Schulterblättern und Wirbelsäule los und erlauben Sie den Schulterblättern, um den Rumpf herum nach vorn zu wandern, sodass die Gelenkpfannen der Schultergelenke nach vorn ausgerichtet sind. (1)
5. Falls der Schultergürtel nach oben Richtung Ohren gerutscht ist, senken Sie ihn bitte wieder ab. Die Halswirbelsäule bleibt lang.
6. Atmen Sie tief und regelmäßig und atmen Sie vor allem in die hinteren unteren Rippen hinein.
7. Bleiben Sie 1 bis 2 Minuten in der Stellung und lösen Sie anschließend die Spannung. Richten Sie die Wirbelsäule wieder auf und heben Sie den Kopf, aber bleiben Sie noch mit schwebenden Füßen und um die Beine geschlungenen Armen sitzen.

→ *Dies ist die Ausgangshaltung für die nachfolgende Bootsstellung.*

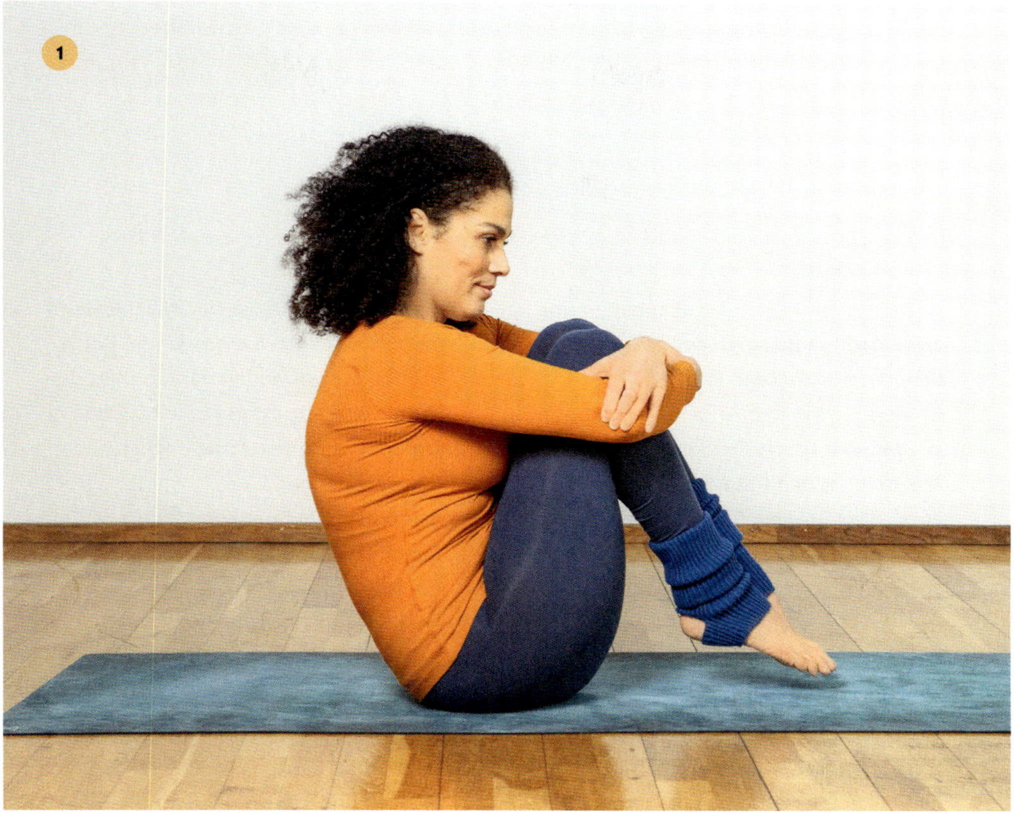

Embodiment-Wirkung

- Das Balancieren beim kosmischen Ei hilft dabei, ein gutes Gefühl für die Körpermitte zu entwickeln.
- Auf der Ebene des Embodiment vermittelt die Position ein Gefühl von Geborgenheit und Ganzheit.

Tipp

Wenn das Volumen von Bauch sowie Ober- und Unterschenkeln es erschwert, die Beine vollständig zu umfassen, können Sie stattdessen auch zwischen den Waden und den Oberschenkeln hindurchfassen.

Die Bootsstellung

Für diese klassische Yogaübung benötigen Sie eine sehr gute Kontrolle über Ihre Rumpfmuskulatur. Wir beginnen deshalb zunächst mit einer vereinfachten Variante, mit der Sie sich auf die anspruchsvolleren Varianten vorbereiten können.

NAVASANA

1 Ausgangshaltung ist die Sitzposition mit angezogenen Beinen. Die Füße schweben in der Luft *(Seite 152)*.

2 Greifen Sie mit den Armen zwischen Waden und Oberschenkeln hindurch. Machen Sie den Ring der Arme so groß, dass Sie den Rumpf in sich strecken und leicht nach hinten neigen sowie die Oberschenkel etwas in Richtung des Mattenendes loslassen können. Das heißt, Rumpf und Oberschenkel bilden ein V.

3 Strecken Sie die Unterschenkel und versuchen Sie, auch in dieser Position die Balance über der verkleinerten Sitzfläche zu behalten. Die Beine sind geschlossen. (1)

4 Halten Sie die Spannung 30 bis 60 Sekunden. Entspannen Sie die Beine.

5 Lassen Sie die Arme los und strecken Sie sie parallel zum Boden gerade nach vorn. Drehen Sie die Handflächen zum Boden. Strecken Sie erneut die Beine. Achten Sie unbedingt darauf, dass der Rumpf weiter gestreckt bleibt. Ohne Unterstützung der Arme ist dies deutlich schwieriger. (2)

6 Halten Sie die Spannung 30 bis 60 Sekunden. Senken und entspannen Sie die Beine wieder.

7 Fortgeschrittene können folgende Variante üben: Legen Sie die Wirbelsäule bis zum Unterrand der Schulterblätter ab. Kopf und Schultern sind angehoben. Verschränken Sie die Hände im Nacken und strecken Sie die Beine in einem 45-Grad-Winkel zum Boden aus. Der Blick geht zum Mattenende. Halten Sie die Position 3 Atemzüge. (3)

→ *Kommen Sie in die Rückenlage, strecken Sie sich aus und spüren Sie noch kurz nach.*

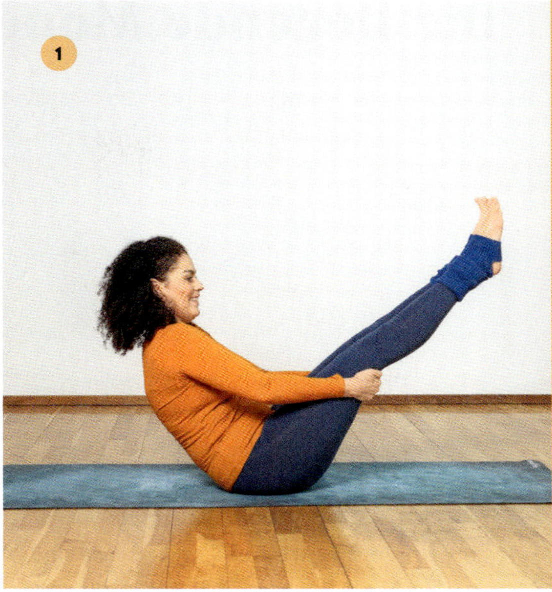

Embodiment-Wirkung

- Diese Übung ist aufgrund der erforderlichen Muskelspannung der sympathikusstimulierende Höhepunkt dieses Zyklus. Bei den nächsten beiden Übungen wird die Aktivität zurückgenommen und mit den Umkehrhaltungen beginnt der parasympathische Ausgleich.
- Auf der Embodiment-Ebene entwickeln Sie mit dieser Position die Qualität des Durchhaltevermögens.

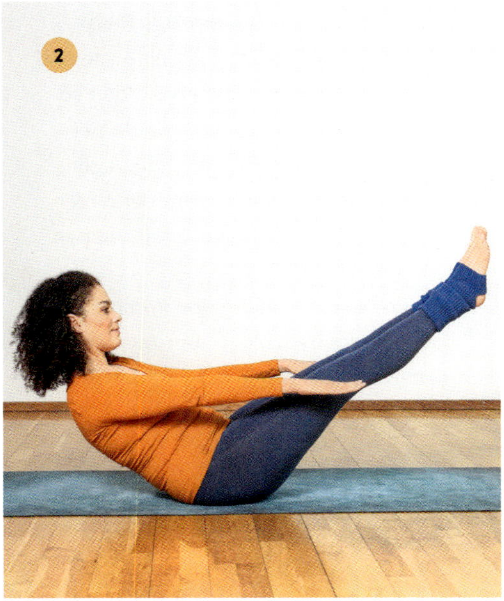

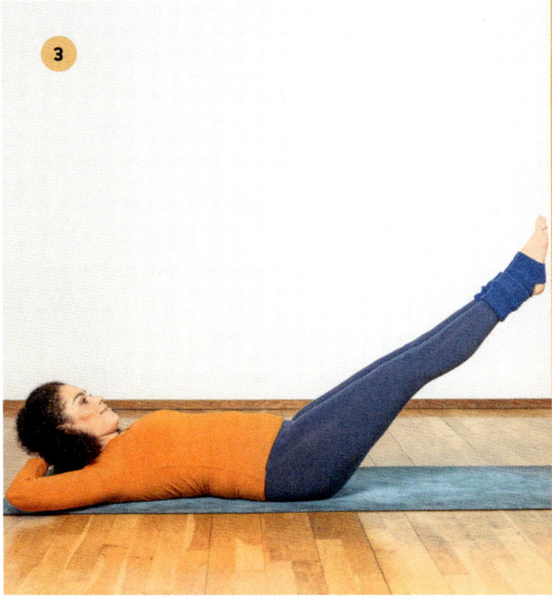

Die liegende Mondsichel

Während die vorangegangenen Bootsstellungen und die nachfolgenden Asanas Frosch, Kobra und Heuschrecke vor allem den vorderen und hinteren Rumpfbogen ansprechen, aktiviert die liegende Mondsichel die seitlichen Rumpfbögen.

PATITASTHITA CHANDRASANA

1 Drehen Sie sich aus der Rückenlage *(Seite 154)* auf die rechte Seite. Der rechte Arm ist ausgestreckt, der Kopf kann auf dem Oberarm abgelegt werden. Die linke Hand ruht auf der linken Hosennaht. Hüfte und Kniegelenke sind gestreckt. Schmiegen Sie sich weich an den Boden an.

2 Strecken Sie auch den linken Arm über den Kopf aus und öffnen Sie damit die linke Seite. Schicken Sie mehrere Atemzüge tief in den Brustkorb, um die Zwischenrippenräume zu öffnen.

3 Grätschen Sie nun die Beine: Das rechte Bein drückt in den Boden, das linke gegen die Schwerkraft. Ziehen Sie die Fußspitzen an. Halten Sie die Spannung 30 bis 60 Sekunden. (1) Schließen und entspannen Sie die Beine wieder. Machen Sie 2 bis 3 Atemzüge Pause.

4 Grätschen Sie im zweiten Durchgang zusätzlich zu den Beinen auch die Arme. Spreizen Sie die Finger und heben Sie den Kopf etwas an. Halten Sie die Spannung 30 bis 60 Sekunden. (2) Schließen und entspannen Sie Arme und Beine anschließend wieder und machen Sie 2 bis 3 Atemzüge Pause.

5 Im dritten Durchgang bleiben Arme und Beine geschlossen. Heben Sie nun sowohl beide Arme als auch beide Beine 5 bis 10 Zentimeter an. Versuchen Sie, dabei nicht nach vorn oder hinten zu rollen. Halten Sie diese Körperspannung 2 bis 3 Atemzüge. (3)

6 Lösen Sie die Haltung und kommen Sie dann in die Bauchlage zum Ausruhen und Nachspüren.

→ *Drehen Sie sich auf die linke Seite und wiederholen Sie die Abfolge.*

Tipp

Für Frauen mit breitem Becken ist diese Übung schwieriger als für Männer oder Frauen mit knabenhafter Statur. Sie können eine mehrfach gefaltete Decke unter den Rumpf legen, um den Druck auf den Rollhügel an der Hüftaußenseite, den prominenten Knochen in der Hüftregion, zu reduzieren. Verzichten Sie besser auf diese Übung, wenn Sie Ihre Schultergelenke nicht schmerzfrei strecken können.

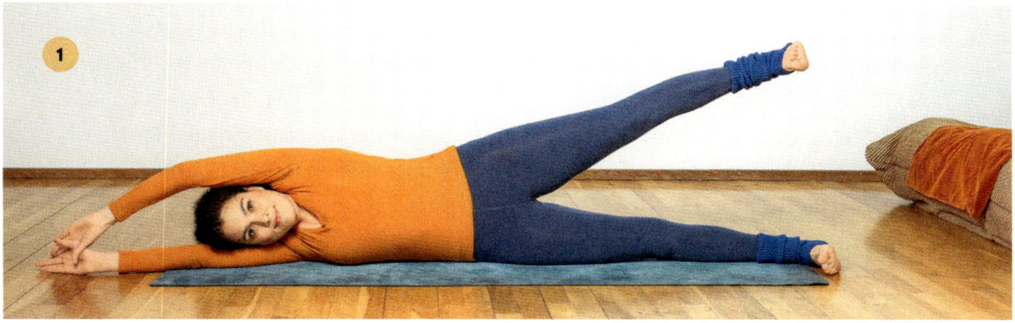

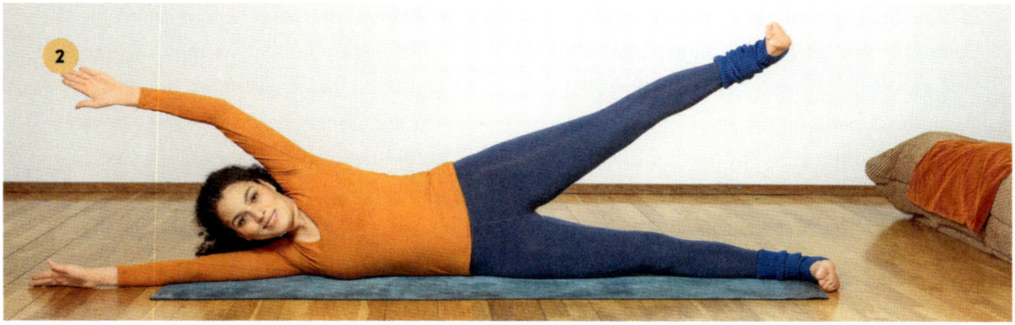

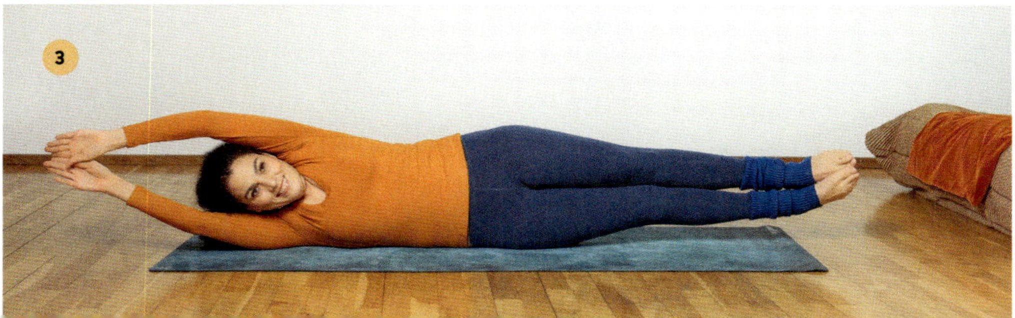

Die Froschhaltung

Für diese und die nächsten Übungen benötigen Sie ein Meditationskissen oder ein anderes festes Polster als Hilfsmittel. Je geringer die Beweglichkeit Ihrer Hüftgelenke, desto höher muss das Kissen sein (20 bis 30 Zentimeter). Gönnen Sie sich im Zweifelsfall lieber zu viel als zu wenig Unterstützung.

MANDUKASANA

1 Kommen Sie aus der Bauchlage *(Seite 156)* zunächst nach oben in den Vierfüßlerstand. Platzieren Sie ein Polster unter Ihrem Becken und legen Sie sich wieder ab. Die Hüft- und Kniegelenke bilden jeweils ungefähr 60-Grad-Winkel, beide Knie und Fußspitzen sind nach außen gedreht.

2 Für die Position der Arme und des Kopfes gibt es zwei Varianten. Beginnen Sie zunächst mit der einfacheren: Platzieren Sie die Ellenbogen exakt unter den Schultern. So können sie das Gewicht des Oberkörpers aufnehmen. Legen Sie die Unterarme flach auf den Boden, sodass sie möglichst parallel zu den Mattenkanten gerade nach vorn zeigen, und spreizen Sie die Finger wie die eines Froschs. Strecken Sie die Halswirbelsäule und halten Sie den Kopf in der Luft. Diese Variante wirkt stabilisierend auf das Achsenskelett. (1)

3 Die zweite Variante ist entspannender, sie ist aber nur für Menschen mit gesunden Bandscheiben und beschwerdefreien Schultergelenken empfehlenswert: Legen Sie Unterarme und Hände wie oben beschrieben ab und breiten Sie die Oberarme im 90-Grad-Winkel zu beiden Seiten des Rumpfs aus. Legen Sie die Stirn auf dem Boden ab. (2)

→ *Aus der Froschposition können Sie unmittelbar zur nächsten Position, der Kobra, übergehen.*

Körperliche Wirkung

- Wie immer gilt: Bleiben Sie nur länger in der Haltung, wenn dies schmerzfrei möglich ist. Sie ermöglicht eine Entspannung der Muskeln, die das Hüftgelenk nach außen drehen *(Musculus piriformis)*, die bei chronischem Stress oft angespannt sind.
- Die zweite Variante der Froschhaltung öffnet den Brustkorb und die Handteller. Sie ist ein guter Ausgleich für die muskulären Dysbalancen, die sich im Alltag durch langes Autofahren oder die Arbeit am Computer entwickeln.

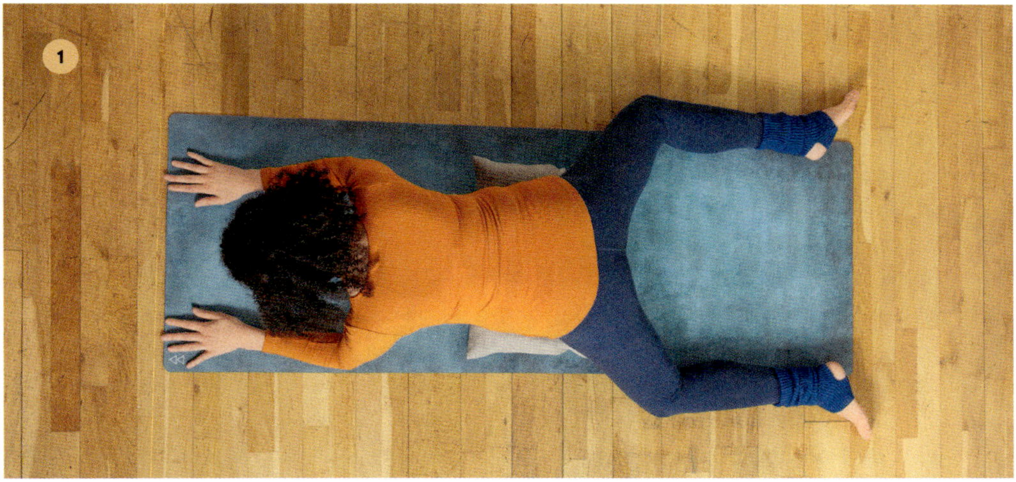

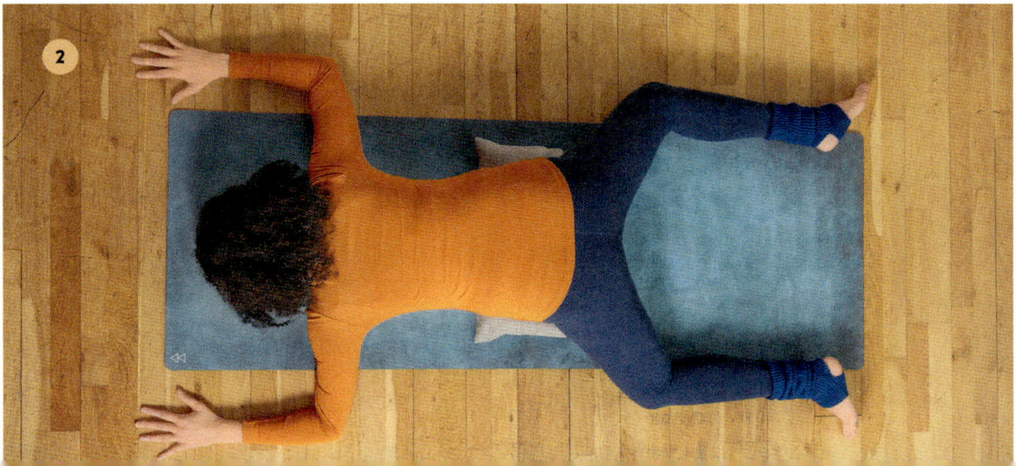

Die Kobra

Die Kobraposition öffnet den vorderen Spannungsbogen des Rumpfs. Sie ist sowohl auf der körperlichen wie auf der emotional-energetischen Ebene ein wunderbarer Ausgleich zum Alltag, in dem wir viel zu oft in uns zusammensinken.

BHUJANGASANA

1 Aus der Froschhaltung kommend (*Seite 158*), mit dem Polster unter dem Becken, bringen Sie sich in die folgende Ausgangsposition für die Kobra: Strecken Sie die Beine und stellen Sie die Füße so auf, dass sich die Fußspitzen auf einer Linie in Verlängerung der Hüftgelenke befinden. Legen Sie die Hände direkt unter den Schultern flach auf den Boden und bringen Sie die Ellenbogen nah an Ihren Rumpf.

2 Die Wirbelsäule ist in sich gestreckt und die Stirn ruht auf dem Boden, wenn die Höhe des Polsters dies erlaubt. Andernfalls halten Sie den Kopf in der Luft stabil.

3 Atmen Sie tief ein. Atmen Sie wieder aus und heben Sie dabei den Oberkörper zunächst ausschließlich mit der Kraft der Rückenmuskeln an. Setzen Sie erst danach die Arme ein, um den Rumpf noch ein kleines Stück weiter aufzurichten. Gehen Sie aber immer nur so weit, wie Ihre Wirbelsäule es zulässt. Strecken Sie die Fußspitzen zum Fußende Ihrer Matte.

4 Heben Sie den Kopf nach Möglichkeit so weit, dass Sie waagrecht nach vorn schauen können. Die Halswirbelsäule soll dabei nicht nach hinten abgeknickt werden, sondern die Rückbeuge von Lenden- und Brustwirbelsäule harmonisch fortsetzen. (1)

5 Bleiben Sie 1 bis 2 Minuten in der aufgerichteten Haltung und unterstützen Sie die Öffnung des Brustkorbs mit Ihrer Atmung.

→ *Aus der Kobra können Sie unmittelbar zur nächsten Position, der Heuschrecke, übergehen.*

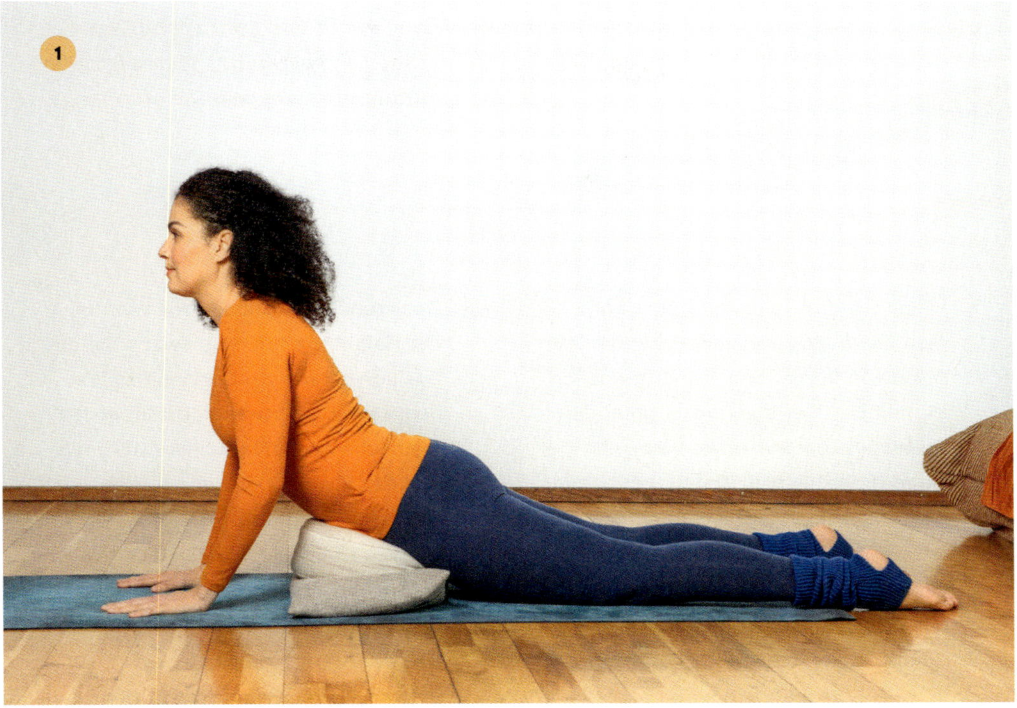

Embodiment-Wirkung

+ Der vordere Rumpfbogen steht für das Element Feuer, für Emotionen wie Freude, Stolz und sexuelle Lust bis hin zur Ekstase.
+ Die Kobra steht auch für Wehrhaftigkeit, denn diese Schlange ist in Indien aufgrund ihres tödlichen Gifts bis heute gefürchtet.

Tipp

Erinnern Sie sich noch an das Tensegrity-Prinzip *(Seite 84)*? Dann wissen Sie auch, dass Sie diese Haltung nur einnehmen können, ohne Druck auf die kleinen Wirbelgelenke im unteren Rücken auszuüben, wenn die Vorderseite Ihres Körpers sich öffnen und lang werden kann. Nur dann sollten Sie die Position länger halten und nur dann wird sich der Embodiment-Effekt einstellen.

Die Heuschrecke

In dieser Position hat der Rumpf fast die gleiche Form wie in der Kobra, aber weniger Stütze. Daher muss die Rumpfmuskulatur noch kräftiger sein. Anfangs werden Sie die Heuschrecke nur kurz halten können. Üben Sie geduldig und steigern Sie sich langsam.

SHALABHASANA

1 Wenn Sie direkt aus der Kobra kommen *(Seite 160)*, versuchen Sie, die Position von Rumpf und Beinen zu halten. Kippen Sie über das Polster unter dem Becken nach vorn, senken Sie den Oberkörper bis zum Boden und heben Sie gleichzeitig die Beine in die Luft.

2 Die Hände liegen nach wie vor unter den Schultern flach auf dem Boden, die Ellenbogen ragen rechts und links vom Rumpf nach hinten in die Luft.

3 In vielen Yogabüchern wird beschrieben, dass der Kopf in den Nacken gezogen und aufs Kinn gestellt werden soll. Personen mit empfindlicher Halswirbelsäule sollten diese aber besser nicht so weit überstrecken, sondern das Kinn zur Brust ziehen und die Stirn auf dem Boden ablegen. (1)

4 Dosieren Sie vorsichtig, wie weit Sie in der Haltung gehen. Auch wenn Sie die Position schmerzfrei einnehmen können, kann die notwendige kräftige isometrische Anspannung der Rücken- und Gesäßmuskeln Triggerpunkte aktivieren. Oft merken Sie erst am nächsten Tag, wenn Sie sich überfordert haben. Halten Sie die Position deshalb anfangs nur 3 bis 5 Atemzüge und steigern Sie sich langsam.

5 Bringen Sie die Beine zum Boden zurück und lassen Sie die Anspannung aller Muskeln los.

6 Rollen Sie seitlich von Ihrem Polster herunter, schieben Sie es von der Übungsmatte und kommen Sie dann in die Rückenlage.

→ *Spüren Sie in der Rückenlage nach.*

Tipp

Sowohl für die Kobra als auch für die Heuschrecke und die folgenden Umkehrstellungen ist es hilfreich, wenn das Polster nicht prall gefüllt ist, sondern sich in Anpassung an die Übung leicht verformen kann.

Die Kobra wird durch eine leicht nach vorn ansteigende Unterlage optimal unterstützt. Für die Heuschrecke und die nachfolgenden Übungen ist eine leicht nach vorn abfallende Neigung besser.

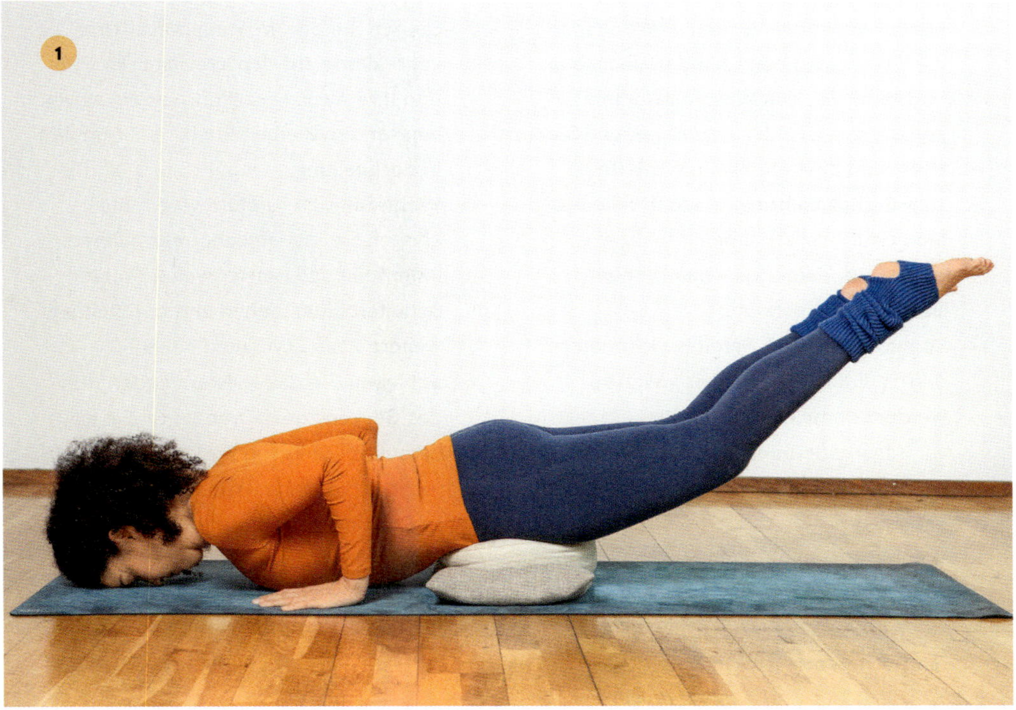

Die Umkehrhaltungen

Mithilfe der Umkehrhaltungen schwingt der Organismus nun von der Vata-Energie (seitliche Spannungsbögen) und der Pitta-Energie (vorderer Spannungsbogen) zur Kapha-Energie (hinterer Rumpfbogen), was einer Aktivierung des Vagusnervs entspricht.

VIPARITA KARANI

1 Stellen Sie in der Rückenlage *(Seite 162)* die Beine auf, heben Sie das Becken an und legen Sie das Polster darunter. Legen Sie das Becken ab und beugen Sie Hüft- und Kniegelenke, um die Beine zum Rumpf zu bringen. Lassen Sie ausreichend Platz zwischen den Oberschenkeln, damit Sie weiter in den Bauch atmen können.

2 Versuchen Sie, im Bereich zwischen den Schulterblättern ganz weich zu werden, damit die Brustwirbel Kontakt zur Yogamatte bekommen und das Gewicht des Körpers an den Boden abgegeben wird. (1)

3 Wenn Sie Spannung im Nacken oder einen Druck auf die Kehle spüren, versuchen Sie es mit einem etwas flacheren Polster.

4 Spüren Sie die Wirkung dieser Umkehrhaltung auf den Kreislauf. Ihr Puls und Ihre Atmung sollten sich etwas verlangsamen. Bleiben Sie 2 bis 3 Minuten in der Stellung.

5 Wenn Sie sich rundum wohlfühlen, können Sie die Umkehr intensivieren, indem Sie das Polster weiter Richtung Schulterblätter ziehen und die Stellung weitere 2 bis 3 Minuten halten.

6 Schieben Sie das Polster wieder unter das Becken zurück und legen Sie es darauf ab. Strecken Sie die Beine senkrecht in die Höhe. Halten Sie auch diese Position 2 bis 3 Minuten. (2)

7 Ziehen Sie die Beine wieder an und zum Rumpf zurück.

→ *Dies ist die Ausgangsposition für die Dehnung des Hüftbeugers.*

Embodiment-Wirkung

- Die Übung fördert den Rückfluss von venösem Blut und Lymphe zum Herzen und hilft bei schweren Beinen.
- Auf der Embodiment-Ebene entspricht die zweite Position (siehe Schritt 5) der Haltung eines ungeborenen Kindes kurz vor der Geburt. Dies kann je nach den persönlichen vorgeburtlichen Erfahrungen ganz unterschiedliche Gefühle auslösen.

Vorsicht!

Wie bei allen Positionen, bei denen der Kopf tiefer ist als der Rumpf, erhöht die Umkehrung den Augeninnendruck. Personen, die unter einem grünen Star (Glaukom) leiden, sollten deswegen maximal 1 Minute in einer Umkehrhaltung verweilen.

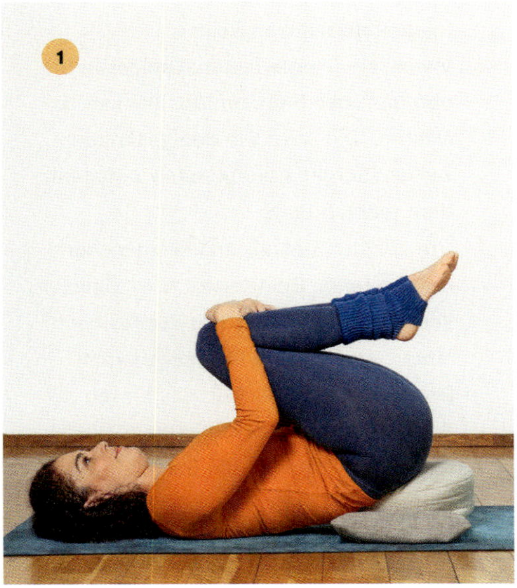

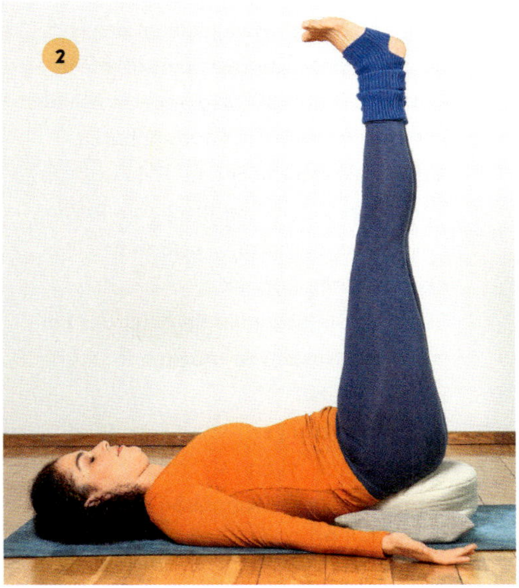

Dehnung des Hüftbeugers

Diese Übung stammt nicht aus dem klassischen Yoga, aber sie bildet den perfekten Übergang von den Umkehrstellungen mit stark gebeugten Hüften zur abschließenden Tiefenentspannung in der Rückenlage.

GHATIKATANASANA

1 Ausgangsposition ist die Rückenlage mit angehockten Beinen und einem Polster unter dem Becken *(Seite 164)*. Anders als bei Frosch und Kobra gilt: Je geringer die Beweglichkeit der Hüftgelenke, desto geringer die Höhe des Polsters. Legen Sie also gegebenenfalls mehrere Polster zur Auswahl bereit.

2 Fassen Sie um das rechte Bein und ziehen Sie es mit so viel Kraft zum Rumpf, dass Sie dadurch die Position des Beckens fixieren können.

3 Strecken Sie das linke Bein mit der Ferse voran so weit wie möglich Richtung Zimmerdecke.

4 Lassen Sie das gestreckte linke Bein zur Matte sinken. Wenn sich die Hüfte nicht so weit strecken lässt, dass die Ferse den Boden erreicht, dürfen Sie das Knie am Ende leicht beugen. (1)

5 Ziehen Sie die linke Ferse über den Boden zum Gesäß, um das linke Bein wieder anzubeugen. Wiederholen Sie den gesamten Bewegungsablauf noch einmal mit dem linken Bein.

6 Wechseln Sie die Seiten: Umfassen Sie nun das linke Bein, um das Becken zu fixieren, und üben Sie den gesamten Zyklus (Schritt 3 und 4) noch 2-mal mit dem rechten Bein.

7 Um aus der Stellung zu kommen, senken Sie beide Beine zunächst möglichst gestreckt in Richtung des Kopfes nach hinten, sodass sich Ihr Becken vom Polster hebt. Ziehen Sie das Kissen zur Seite, sodass Sie anschließend Wirbel für Wirbel abrollen, die Beine aufstellen und ausstrecken können.

→ *Dies ist die Ausgangsposition für die abschließende Totenstellung.*

Embodiment-Wirkung

- Die Dehnung der Hüftbeuger sorgt dafür, dass Sie anschließend in der Rückenlage die Beine gut ablegen können, ohne von verspannten Muskeln ins Hohlkreuz gezogen zu werden.
- Auf der Embodiment-Ebene führen Stress und Ängste zur Anspannung der Hüftbeuger. Mit dieser Übung reduzieren Sie den Tonus des Sympathikus und fördern die Aktivität des Vagusnervs.

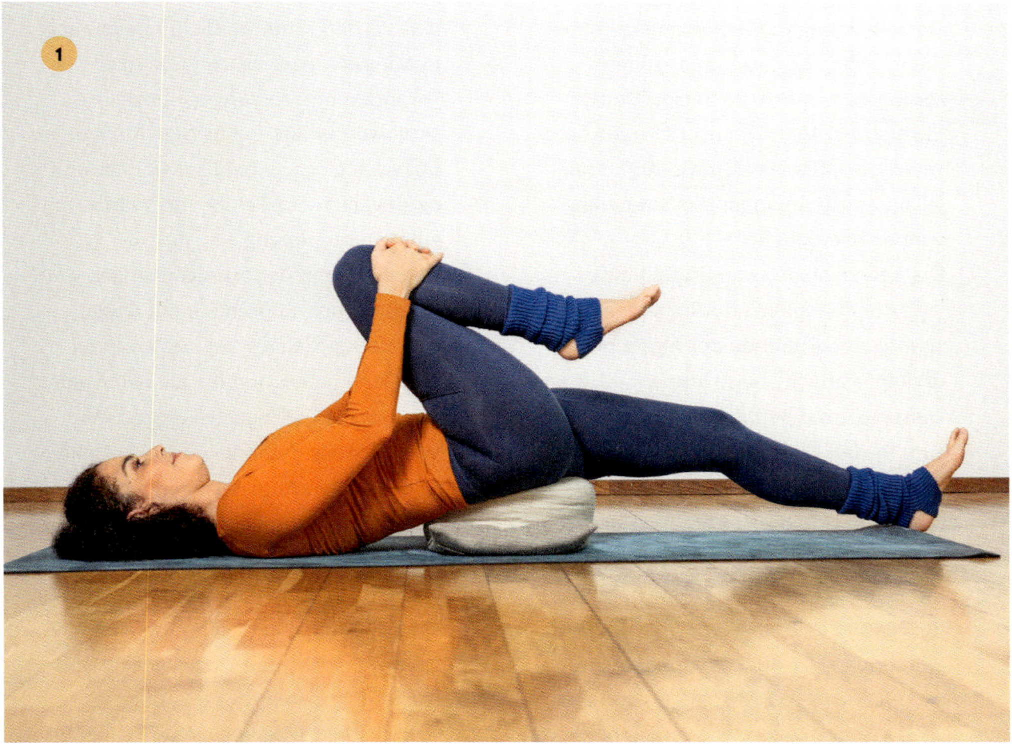

Die Totenstellung

Wenn Sie den abendlichen Übungszyklus mit Shavasana abschließen, kann es eine Herausforderung sein, nicht einzuschlafen – vor allem, wenn Sie unter einem chronischen Schlafdefizit leiden. Umso wichtiger ist die bewusste Lenkung der Aufmerksamkeit.

SHAVASANA

1 Den Übergang in die Rückenlage haben Sie mithilfe der vorangegangenen Übung bereits bewerkstelligt. Decken Sie sich zu, wenn Sie leicht frieren, und verwenden Sie ein kleines Kopfkissen, falls dies zur Entspannung Ihrer Halswirbelsäule nötig ist.

2 Die Fersen sind etwa hüftbreit aufgelegt, die Fußspitzen dürfen sich entspannt zum Fußende der Matte neigen und etwas nach außen kippen.

3 Lassen Sie die Schultern möglichst weit zum Boden sinken. Spreizen Sie die abgelegten Arme ungefähr 30 Grad vom Körper ab und drehen Sie die Handflächen zur Zimmerdecke. Ziehen Sie das Kinn leicht an, Nacken lang. (1)

4 Spüren Sie in Ihren Körper hinein. Er gibt Ihnen viele Rückmeldungen wie den Nachhall von Anspannen und Loslassen, von Dehnungen und Drehungen. Wenn Sie gut auf Ihre Grenzen geachtet haben, tritt keine Region besonders in den Vordergrund. Da die Sinnesorgane in Muskeln, Faszien und Gelenken auf Veränderungsmeldungen spezialisiert sind, werden die Echos der Übungen in Shavasana schon bald schwächer und es stellt sich ein Gefühl von Wärme und guter Durchblutung ein.

5 Gehen Sie mit der Aufmerksamkeit weiter zum Kopf. Spüren Sie die Ohren und stellen Sie sich vor, Sie könnten das Trommelfell und die kleinen Muskeln um die Ohrmuschel entspannen. Wandern Sie mit Ihrer Aufmerksamkeit weiter zu den Augen. Liegen Ihre Augäpfel ruhig in ihren Höhlen oder wandern sie noch unruhig umher? Können sich die Lider entspannt schließen? Sind die Augen angenehm befeuchtet?

6 Spüren Sie von den Lidern ausgehend auch die anderen Muskeln des Gesichts, Stirn, Wangen, Lippen, Kaumuskeln, Zunge und Mundboden. Versuchen Sie, überall dort loszulassen, wo

Sie noch einen Rest von Anspannung wahrnehmen können. Wenn der Vagusnerv aktiv ist, ist der Speichel angenehm dünnflüssig und wohlschmeckend.

7 Nehmen Sie sodann wahr, wie Ihr Atemstrom durch die Nasenlöcher eintritt und an den Wänden des Nasen-Rachen-Raums entlang durch die Kehle, die Luftröhre und die Bronchien bis in die Tiefe der Lunge fließt. Lassen Sie den Atem dann wieder ausströmen.

8 Spüren Sie die Wirkung der Atembewegung, die weit über den Bereich der Lunge hinausgeht. Versuchen Sie, mit der Aufmerksamkeit ganz und gar bei Ihrer Atmung, beim rhythmischen Kommen und Gehen des Atems zu bleiben. Lassen Sie sich vom Rhythmus des Atems wiegen.

→ *Kommen Sie nach 10 bis 15 Minuten langsam zurück. Bewegen Sie Zehen und Finger, strecken und räkeln Sie sich und drehen Sie sich zur rechten Seite, um aufzustehen.*

Embodiment-Wirkung

+ Die detaillierte Fokussierung der Aufmerksamkeit auf den Körper fördert die Präsenz im Hier und Jetzt.
+ Dies ist vor allem für Menschen hilfreich, die oft »ganz im Kopf sind« oder sogar »neben sich stehen«.

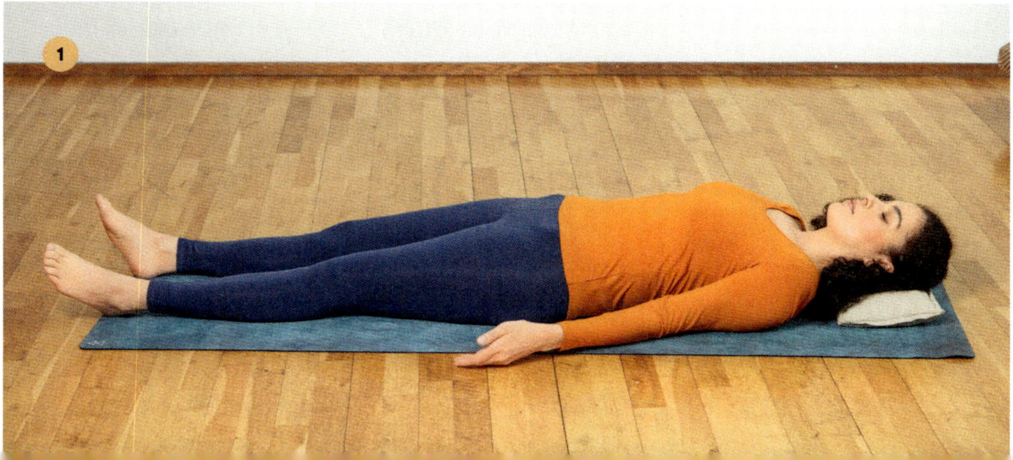

Service

BÜCHER, DIE WEITERHELFEN

Bauer, Joachim
Prinzip Menschlichkeit: Warum wir von Natur aus kooperieren
Heyne Verlag

Dalai Lama; Ekman, Paul
Gefühl und Mitgefühl: Emotionale Achtsamkeit und der Weg zum seelischen Gleichgewicht
Spektrum Akademischer Verlag

Fischer, Ellen
Das Vagus-Training: Mit einfachen Übungen die Selbstheilungskräfte aktivieren
Gräfe und Unzer Verlag

Fischer, Ellen
Verspannungen sanft lösen: Selbsthilfe mit osteopathischen Techniken
Humboldt Verlag

Fischer, Ellen
Endlich frei von Nackenschmerzen
Gräfe und Unzer Verlag

Grönemeyer, Dietrich
Heilsam kochen mit Ayurveda
Gräfe und Unzer Verlag

Härle, Dagmar
Praxisbuch traumasensitives Yoga
Junfermann Verlag

Himmelsbach, Helena
Ayurveda-Routinen für jeden Tag
Gräfe und Unzer Verlag

Largo, Remo H.
Das passende Leben
Fischer Taschenbuch

Jackson Nakazawa, Donna
Wenn die Kindheit krank macht
Goldmann Verlag

Nestor, James
Breath – Atem: Neues Wissen über die vergessene Kunst des Atmens
Piper Verlag

Parlow, Georg
Zart besaitet
Festland Verlag

Scheuernstuhl, Annelie
Krank ohne Grund? Hormone aus dem Lot
Gräfe und Unzer Verlag

Seemann, Hanne
Mein Körper und ich – Freund oder Feind?
Klett-Cotta Verlag

Solloway, Kelly
Das Yoga-Anatomie-Malbuch
Riva Verlag

Storch, Maja
Mein Ich-Gewicht
Herder Verlag

Trökes, Anna
Yoga der Verbundenheit: Die Kraft des Herzens wahrnehmen und entfalten
O. W. Barth Verlag

ADRESSEN, DIE WEITERHELFEN

Dr. med. Ellen Fischer
Drächslstraße 14
D-81541 München
www.dr-ellen-fischer.de

BDY Berufsverband der Yogalehrenden in Deutschland e. V.
Bürgerstraße 44
D-37073 Göttingen
www.yoga.de
Mit Suchfunktion für kompetente Yogalehrende

TSY Traumasensitives Yoga
Froburgstraße 21
CH-4052 Basel
www.trauma-institut.eu
Mit Practitioner-Suche für die Schweiz, Deutschland und Österreich

Europäische Akademie für Ayurveda
Forsthausstraße 6
D-63633 Birstein
www.ayurveda-akademie.org
Informationen, Seminare und Ausbildungen; mit Onlinetest zur Konstitutionsbestimmung (Dosha-Test)

VEAT Verband Europäischer Ayurveda Therapeuten e. V.
An der Falkenwiese 9
D-85128 Nassenfels
www.ayurveda-verband.eu
Mit europaweiter Therapeutensuche

Zart besaitet: Verein zur Förderung hochsensibler Menschen
Anton-Baumgartner-Straße 44/B7/125
A-1230 Wien
www.zartbesaitet.net
Mit Onlinetest zur Einschätzung dieses Konstitutionsmerkmals und vielen Infos

ÜBEN MIT BUCH UND AUDIO

Audioanleitungen zum vollständigen Morgen- und Abendzyklus sowie den Kompaktversionen der beiden Übungszyklen (siehe hintere Umschlaginnenseite) finden Sie über folgenden QR-Code:
https://gu.de/vagus-yoga-audio

DANK

Ich danke allen Menschen, von denen ich lernen durfte und weiter lernen werde. Ebenso danke ich allen Menschen, die von mir lernen wollten und wollen und mich durch ihre Fragen immer wieder neu dazu bringen, das Gelernte und Gewohnte tiefer und tiefer zu durchdringen und lebendig zu halten.

Sachregister

Übungsregister

BILDNACHWEIS

Cover- und Fotoproduktion: GU/Susanne Schramke
Styling: Susa Lichtenstein
Make-up: Christine Letzner

Bryan Dickerson/Unsplash: S. 5_1 (Wh.), 106; Getty Images: S. 2_1 (Wh.), 2_2 (Wh.), 5_2 (Wh.), 24, 54, 66, 82; GU-Archiv/Michael Vestner: S. 17; iStockphoto: S. 2_3 (Wh.), 8, 10, 40; Shutterstock: S. 94; Tadej Skofic/Unsplash: S. 136; Monika Wrba: S. 6, 174 (Wh.)

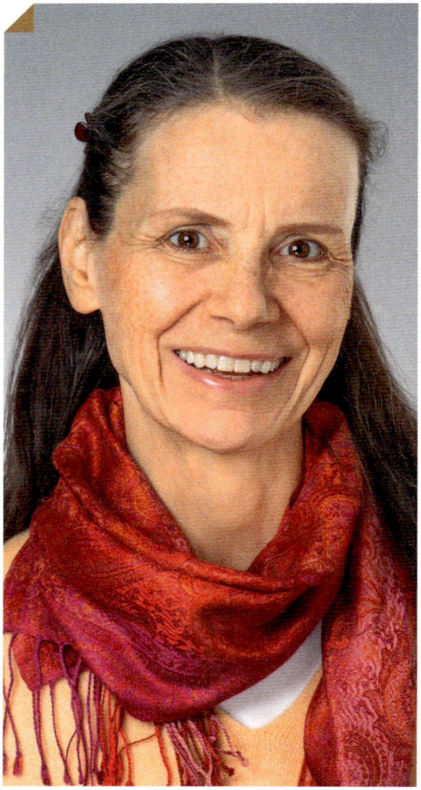

ZUR AUTORIN

Dr. med. Ellen Fischer ist Expertin für den Vagusnerv. Als Fachärztin für Physikalische und Rehabilitative Medizin verfügt sie einerseits über den theoretischen medizinischen Hintergrund und behandelt andererseits täglich Patientinnen und Patienten in einer Privatpraxis für Integrative Manuelle Therapie (IMT). Darüber hinaus ist sie eine erfahrene Yogalehrerin mit über 40 Jahren Praxis.

Weitere Bücher der Autorin:

- Das Vagus-Training
- Endlich frei von Nackenschmerzen

DIE BÜCHERMENSCHEN HINTER DEM PROJEKT

Verlagsleitung: Eva Dotterweich
Projektleitung: Franziska Daub
Lektorat: Andrea Panster
Bildredaktion: Simone Hoffmann
Cover und Umschlaggestaltung: ki36 Editorial Design, München, Sabine Skrobek, Petra Schmidt
Layout: ki36 Editorial Design, München, Bettina Stickel
Satz: Christopher Hammond
Herstellung: Petra Roth
Reproduktion: Medienprinzen GmbH, München
Druck & Bindung: Firmengruppe APPL, aprinta druck, Wemding

www.gu.de/kontakt | hallo@gu.de

GU ist eine eingetragene Marke der GRÄFE UND UNZER VERLAG GmbH

1. Auflage 2025, ISBN: 978-3-8338-9588-3

WICHTIGER HINWEIS

Die Gedanken, Methoden und Anregungen in diesem Buch stellen die Meinung bzw. Erfahrung der Verfasserin dar. Sie wurden von der Autorin nach bestem Wissen erstellt und mit größtmöglicher Sorgfalt geprüft. Sie bieten jedoch keinen Ersatz für persönlichen kompetenten medizinischen Rat. Jede Leserin, jeder Leser ist für das eigene Tun und Lassen auch weiterhin selbst verantwortlich. Weder Autorin noch Verlag können für eventuelle Nachteile oder Schäden, die aus den im Buch gegebenen praktischen Hinweisen resultieren, eine Haftung übernehmen.

G|U

LIEBE LESERIN, LIEBER LESER,

wie wunderbar, dass du dich für ein Buch von GU entschieden hast! In unserem Verlag dreht sich alles darum, dir mit gutem Rat dein Leben schöner, erfüllter und einfacher zu machen. Unsere Autorinnen und Autoren sind echte Expertinnen und Experten auf ihren Gebieten, die ihr Wissen mit viel Leidenschaft mit dir teilen. Und unsere erfahrenen Redakteurinnen und Redakteure stecken viel Liebe und Sorgfalt in jedes Buch, um dir ein Leseerlebnis zu bieten, das wirklich besonders ist. Qualität steht bei uns schon seit jeher an erster Stelle – jedes Buch ist von Büchermenschen für Buchbegeisterte gemacht, mit dem Ziel, dein neues Lieblingsbuch zu werden.

Deine Meinung ist uns wichtig, und wir freuen uns sehr über dein Feedback und deine Empfehlungen – sei es im Freundeskreis oder online.

Viel Spaß beim Lesen und Entdecken!

PS: Hier noch mehr GU-Bücher entdecken: www.gu.de

WERDE TEIL DER GU-COMMUNITY!

Du und deine Familie, dein Haustier, dein Garten oder einfach richtig gutes Essen. Egal, wo du im Leben stehst: Als Teil unserer Community entdeckst du die neuesten GU-Bücher als Erstes, du genießt exklusive Leseproben und wirst mit wertvollen Impulsen und kreativen Ideen bereichert.

Worauf wartest du? Sei dabei!

www.gu.de/gu-community

FÜR DIE UMWELT

Dieses Buch wurde auf PEFC-zertifiziertem Papier aus nachhaltiger Waldwirtschaft gedruckt. Aus Liebe zur Natur verwenden wir leichtes Papier.

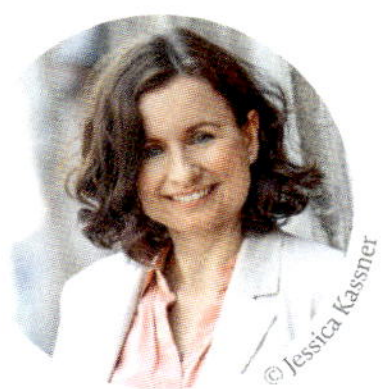

WARUM UNS DAS BUCH BEGEISTERT

»Endlich eine unkomplizierte Möglichkeit, den Vagusnerv zu aktivieren und zur Ruhe zu kommen – mit einer Yogapraxis, die Tag für Tag die Verbindung zum eigenen Körper stärkt.«

Eva Dotterweich, Verlagsleitung